TROIS ÉPISODES

POUR SERVIR

A L'HISTOIRE DE LA LITHOTRIPSIE,

VULGAIREMENT APPELÉE LITHOTRITIE,

OU

DÉFENSE OBLIGÉE CONTRE TROIS INJUSTES ATTAQUES,

Par le Baron HEURTELOUP,

Docteur en Médecine de la Faculté de Paris.

« Ce sont là de bien petites choses (les changements que l'auteur fait subir aux appareils couronnés par l'Académie des sciences), dira-t-on peut-être, pour en faire tant « de bruit dans le public : mon Dieu ! je le sais mieux que « personne. Mais il faut, comme l'on dit, *hurler avec les « loups*, et M. C..., en établissant sa renommée par le jour- « nalisme et le compérage, nous a mis dans l'obligation, « pour combattre à armes égales, de faire insérer de temps « en temps par nos amis, dans les journaux politiques, des « articles à notre louange, dans lesquels toutes *nos petites « améliorations de détail deviennent des perfectionnements « d'une haute importance.* C'est au printemps surtout, époque « des opérations, que la Renommée embouche sa trom- « pette pour les hommes à spécialités : au moment où les « malades vont faire un choix, il est bon, en effet, « d'attirer leur attention en leur vantant l'excellence de « sa méthode et l'adresse de sa main... »

(LEROY D'ÉTIOLLES, *De la Lithotritie*, page 295.)

PARIS.

LABÉ, LIBRAIRE DE LA FACULTÉ DE MÉDECINE,
place de l'École-de-Médecine, 4.

1846

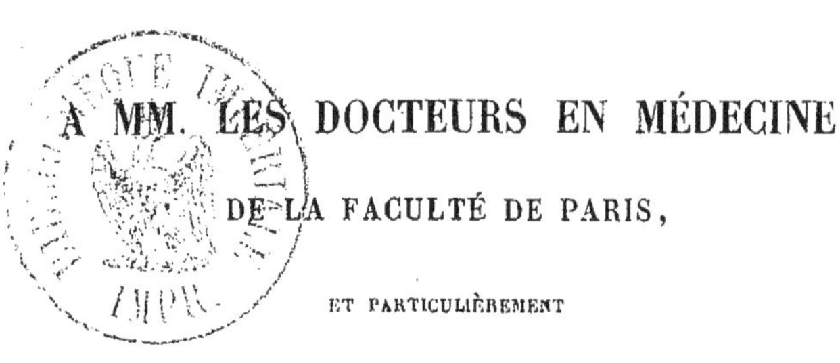

A MM. LES DOCTEURS EN MÉDECINE

DE LA FACULTÉ DE PARIS,

ET PARTICULIÈREMENT

A MM. LES MEMBRES DE LA SOCIÉTÉ MÉDICALE

du 1er arrondissement.

Paris, 10 août 1846.

MONSIEUR ET HONORÉ CONFRÈRE,

Je ne sais si vous avez reçu un des pamphlets que M. Leroy d'Étiolles est dans l'habitude de répandre et de distribuer pour cultiver sa publicité. Le pamphlet ou plutôt le libelle dont j'ai l'honneur de vous parler a pour titre : *Lettre adressée à la Société médicale du 1er arrondissement de Paris.* Il est sans date; il a été publié à mon insu, et paraît avoir été distribué il y a déjà quelques jours. Ce libelle, qui m'est tombé sous la main par hasard, me semble avoir été répandu avec profusion, et je suppose que mes confrères ont participé à cette libéralité. C'est pour cela, monsieur et honoré confrère, que je prends la liberté de vous adresser cette réponse que je me hâte d'écrire, pour ne pas laisser germer dans votre esprit les impressions fâcheuses qu'un homme passionné et désappointé a pu y déposer. Tout ce que renferme ce libelle est d'un bout à l'autre contre-vérité ou *fausse représentation*; je vous le déclare et je vous le prouverai.

Dans ce libelle, où vous verrez la preuve d'un rare oubli des convenances, M. Leroy prétend m'avoir donné un démenti. Il est vrai que M. Leroy m'a adressé un mot grossier, mais il n'a pu me donner un démenti, puisque je n'ai rien dit qu'il ait démenti (1). Un démenti qui s'adresse à un homme sans l'articulation vraie du dire ou de la chose démentie est l'acte d'un insensé que l'on accueille, surtout à notre âge et dans ma position, avec le dédain qu'elle mérite. C'est, comme vous le verrez, ce que j'ai fait.

Puisque M. Leroy a jugé convenable de m'adresser le mot démenti sans *un corps de démenti,* il a dû nécessairement, pour en venir à une telle extrémité, se trouver offensé. Pourquoi alors, au lieu d'essayer de me salir de ses mots outrageants, ne m'a-t-il pas fait connaître qu'il lui fallait une satisfaction? S'il ne l'a pas fait, ce ne peut être que par l'une de ces deux raisons : ou je ne l'ai pas offensé, alors il a voulu m'adresser gratuitement une injure que j'ai dû mépriser ; ou si je l'ai offensé, il n'a pas osé m'en faire exprimer son déplaisir. Or, s'il a fait preuve de cette extrême prudence, pourquoi dans son libelle se pose-t-il en sacripant et me jette-t-il d'ignobles paroles que ma position lui fait croire sans danger? M. Leroy, pour faire supposer qu'il a raison dans une question chirurgicale, a-t-il donc besoin de se cacher sous une peau de lion ; a-t-il besoin de bêler, croyant rugir ; s'il aime à sauter, pourquoi me prend-il pour vis-à-vis, moi homme sérieux?

Mais je laisse cette triste parade pour arriver à quelque chose de plus important.

Si M. Leroy, se croyant offensé (et je nie en avoir fourni le motif), m'eût demandé une satisfaction, ce qu'il devait oser sans mettre sa jactance ridicule sous les yeux du public, j'eusse été fort embarrassé parce que je croirais me manquer en me compromettant avec celui que je puis *convaincre* d'avoir sciemment altéré la vérité. Il ne suffit pas d'adresser à un homme d'honneur une provocation pour être écouté ; il faut que cette provocation soit justement motivée, et que celui qui provoque soit irréprochable. Ce sont deux titres que je suis forcé de refuser hautement à M. Leroy.

---

(1) Voici les paroles que M. Leroy a écrites dans sa lettre au rédacteur de *l'Époque*, le 29 mai, paroles que M. Leroy appelle un démenti : « Et de lui « donner (à moi), sur le fait d'une communication confidentielle ou d'un dépôt « quelconque, le démenti le plus formel. » Or, on verra que je n'ai jamais écrit que j'eusse fait une communication confidentielle à M. Leroy, ou que je lui eusse remis un dépôt quelconque. Le démenti s'adresse donc aux mots que M. Leroy invente et non pas à moi.

Cependant la provocation gratuite contenue dans le libelle en question est faite dans des termes tels que je ne saurais la laisser passer sans risquer de perdre votre estime, et ce me serait trop douloureux. Je suis donc tout prêt à faire droit aux griefs de M. Leroy, quand il aura bien voulu me les faire connaître. La question pour moi n'est plus que de savoir si, sans trop descendre, je puis lui accorder l'honneur qu'il sollicite ; je ne le crois pas, mais je puis me tromper. Il faut donc des juges.

M. Leroy, si je m'en rapporte à son libelle, est président de la Société médicale du 1er arrondissement de Paris ; puisqu'il a cette qualité, il a été élu par ceux qui, trompés sur lui, lui sont favorables : eh bien, ce sont ceux-là même que je choisis pour prononcer. Je vais répondre à l'odieux factum en question, donner les preuves matérielles à l'appui de ce que j'avance, c'est-à-dire que M. Leroy n'a pas la dignité que doit avoir un médecin ; et si la Société médicale élucidée ne prononce pas sa déchéance comme président, ou n'exige pas sa démission, j'admettrai, quoi qu'il en soit, que M. Leroy, par cette espèce de réhabilitation, peut justement prétendre au droit de voir sa provocation écoutée (1), et je lui donnerai la preuve solennelle que j'entends parfaitement ma langue quand c'est une bouche pure qui la prononce (2). J'ai toute confiance qu'alors la fièvre du dignitaire spadassin ne sera pas tombée, et qu'il prouvera qu'il ne joue pas maintenant une misérable comédie.

Je me trouve heureux, monsieur et honoré confrère, que cette déplorable affaire soit enfin portée devant vous, et que M. Leroy ait éveillé votre intérêt sur elle, en lui donnant, dans sa passion, une apparence dramatique : cette circonstance provoquera une attention dont l'absence faisait la principale force de mon adversaire pour faire passer ses assertions et ses actes inqualifiables.

Permettez que, de mon côté, je vous supplie de suivre avec religion ce qui va résulter de tout cela, d'abord pour que vous placiez votre estime là où elle est méritée, et aussi parce que je crois que si la cir-

---

(1) M. Leroy, restant président, appréciera sans doute nos positions respectives, et comprendra qu'elles exigent une solution sérieuse. Il ne reculera donc pas devant les moyens qui peuvent assurer cette solution.

(2) Il paraît que son long séjour à l'étranger lui a fait perdre l'intelligence de certains mots français. (Libelle, p. 8.)

constance est pénible, il en ressortira cependant une moralité utile et surtout précieuse pour le temps où nous sommes.

Je désire profondément, monsieur, vous voir apprécier la grande portée de cette affaire, dans laquelle, membre d'un nouveau jury, votre probité et vos sentiments délicats vont être appelés à réprimer des actes qui nuisent à notre considération et au respect qui doit entourer notre profession.

Puissiez-vous, monsieur, me plaindre d'être absolument forcé d'en venir à cette extrémité. C'est une impasse dans laquelle je déplore de me trouver; mais que puis-je faire, si ce n'est d'en référer à vous, et de vous prier de me donner votre assistance, si vous trouvez qu'effectivement la justice et l'honnêteté soient avec moi?

J'ai l'honneur d'être avec considération, monsieur et honoré confrère, votre très-humble et très-obéissant serviteur,

Baron HEURTELOUP,
docteur en médecine de la Faculté de Paris.

P. S. — Mon intention, en venant m'établir à Paris, ayant été de prendre du repos, du moins pendant quelque temps, et non de pratiquer, je n'ai pas fait insérer mon adresse dans les almanachs médicaux; permettez-moi de profiter de cette occasion pour la placer ici. Il est possible que la situation des choses rende utile que vous sachiez où je demeure, afin que vous puissiez prendre des renseignements capables de vous éclairer, ou me donner une preuve de sympathie si vous pensez que je la mérite; dans ce cas, une simple carte sera pour moi un signe précieux de votre intérêt. Je demeure rue du Helder, n° 15.

PREMIER ÉPISODE.

Scripta manent.

Monsieur et honoré confrère,

En m'adressant à votre loyauté, je crois qu'il est de mon devoir d'exposer devant vous les faits et les pièces à l'appui et de m'abstenir de toute déclamation. Je vais en agir ainsi par respect pour vous et pour moi.

J'entre donc en matière, et je pose mes prémices :

1° J'ai inventé le système de la percussion en 1831. Cela est incontestable, puisque j'ai reçu le prix de l'Académie des sciences de 1833, pour l'invention de ce système et de l'instrument propre à mettre en usage, instrument que j'ai appelé *percuteur courbe à marteau;* cela est évident, puisque j'ai publié dans la même année 1833 un livre qui constate ce fait (1).

2° J'ai inventé l'instrument que j'ai appelé *percuteur à cuillers,* puisque, dans mon ouvrage sur le système de la percussion, j'ai consigné le fait d'un malade guéri au moyen de l'extraction de la pierre par cet instrument (2).

---

(1) Mémoires sur la lithotripsie par percussion et sur l'instrument appelé *percuteur courbe à marteau*, qui permet de mettre en usage ce système nouveau de pulvérisation des pierres vésicales, le tout appuyé de nombreux exemples de guérison bien authentiques. Présentés à l'Académie des sciences par le baron Heurteloup, docteur de la Faculté de médecine de Paris.

(2) La constatation de ce fait se trouve à la page 73 de l'ouvrage sur la *lithotripsie par percussion,* dont il est question dans la note précédente, et dans l'observation d'un malade nommé Gutteridge, rédigée par son chirurgien, M. Williams Forbes. J'opérai ce malade le 26 décembre 1832. Voici comment M. Forbes s'exprime à ce sujet : « Mais prévenant cette difficulté (celle de faire « sortir des fragments que le malade n'expulsait pas), M. Heurteloup s'était « pourvu d'un instrument analogue au *percuteur courbe à marteau*, mais

3° Avant la communication de mes travaux sur le système de la percussion, on n'avait jamais entendu parler ni de malades guéris au moyen d'un instrument courbe agissant comme le percuteur, ni de malades guéris par la percussion obtenue au moyen de cet instrument courbe, ni enfin de malades guéris par l'extraction immédiate de leur pierre obtenue au moyen d'un percuteur excavé.

Ces trois faits sont réels, sont patents, sont clairs comme le soleil.

Quand j'ai présenté en 1833 le *système de percussion* et le *percuteur courbe à dents* pour briser les pierres afin que le malade puisse évacuer les fragments, j'ai appuyé ce système et l'instrument qui le représentait de trente-deux exemples de guérison, et les chirurgiens ont accueilli mon nouveau travail avec surprise, tant sous le rapport de l'emploi de la percussion dans l'acte délicat de pulvériser une pierre dans l'organe vésical, que sous le rapport de l'instrument courbe employé pour obtenir ce résultat. Les écrits de M. Leroy d'Étiolles prouvent qu'en 1833 et quelques années après, il était parmi ceux qui étaient charmés et surpris le plus charmé et le plus surpris.

J'aurais pu communiquer à l'Académie des sciences en 1833 mon *percuteur à cuillers*, mais je n'avais pas assez de faits pour que cet instrument fût digne d'être présenté à ce corps savant. Je me contentai donc, comme vous l'avez vu, d'en consigner l'existence dans mon ouvrage sur la *lithotripsie par percussion*, et cette précaution prise, je m'occupai du nouveau procédé de guérir les calculeux par l'*extraction immédiate* en opérant par les voies naturelles. J'ai été treize années à recueillir cent vingt et un exemples de guérison

---

« différent, principalement en cela que l'intérieur des branches était excavé, « de manière que les petits fragments saisis étaient aussitôt retirés avec la plus « grande facilité. »

Et dans une note de moi, on trouve cette phrase très-significative : « Je fis « donc usage d'un *percuteur à cuillers*, avec lequel je guéris le malade... »

M. Leroy, pour se blanchir, prétend qu'il ne connaissait pas ces passages. Cependant, il fera difficilement croire qu'il n'avait pas lu un livre de 96 pages, surtout quand ce livre devait l'intéresser, et que d'ailleurs il lui avait été donné par un auteur qu'il appelait son ami, et qui lui avait *confié l'avenir de ses procédés*; il fera croire difficilement encore que, dans mes fréquentes apparitions à Paris, je ne lui ai pas parlé du succès que j'obtenais avec cet instrument, comme effectivement cela est, et comme cela devait être, puisque je lui avais *confié l'avenir de mes procédés*.

obtenus au moyen de ce procédé (1), exemples qui m'ont prouvé ce que je tenais à savoir, qu'il était préférable de traiter les calculeux par le procédé de l'extraction au moyen du *percuteur à cuillers*, précédée du brisement de la pierre au moyen du *percuteur à dents*, que de les traiter seulement en brisant la pierre avec ce dernier instrument, et en laissant à la nature, souvent impuissante, l'expulsion des fragments.

Muni des preuves que j'avais rassemblées pour fixer ce point important de chirurgie pratique, je suis venu à Paris il y a maintenant une année, et je me suis inscrit, le 24 juillet 1845, pour présenter à l'Académie des sciences le résultat de mes travaux.

Ici, il faut que je m'arrête pour vous donner quelques détails qu'il importe beaucoup que vous connaissiez.

Vous savez que toute personne peut s'inscrire à l'Académie des sciences pour lire un mémoire; vous savez aussi que, ce mémoire lu, la publicité générale en rend compte, cite le nom de l'auteur du mémoire et la nature de la communication de cet auteur. Le public reçoit nécessairement, par suite de cette publicité, une impression dont il est peu juge, mais qui, pour celui qui a fait la lecture, a l'avantage de faire répéter son nom. Sans doute, c'est une excellente coutume que ces lectures à l'Académie, mais elles ont pour inconvénient, car elles sont sans contrôle, de servir à l'exploitation d'une publicité sans frais dont on peut mésuser. C'est pour cela que vous avez vu, surtout dans le courant de ces dernières années, une foule de communications sans intérêt et sans valeur être portées avec le nom de celui qui les faisait à la connaissance du public. Mais, monsieur, vous sentez bien que, puisque ces lectures sont sans contrôle, il est possible, ce qui est arrivé souvent, qu'au lieu de lire à l'Académie des sciences un mémoire dont le sujet, important ou non, est la propriété de celui qui lit, il est possible, dis-je, que le sujet de ce mémoire soit la propriété d'un autre. Vous concevez que dans ce cas la position du véritable auteur est bien critique, car son travail est porté à la connaissance du public sous un autre nom que le sien, et il est victime de la soustraction de tous les avantages

---

(1) J'ai opéré beaucoup d'autres malades, mais par d'autres procédés. Il y a déjà trois années que l'extraction par le *percuteur à cuillers* n'est pas, dans beaucoup de cas, le procédé que je préfère.

légitimes qu'il peut en retirer. La réclamation qu'il ferait ne peut lui être d'aucun profit, car la publicité générale ne s'occupe pas de réclamation, et celui qui réclame devient presque ridicule par cela même qu'il réclame. Vous voyez donc, monsieur, que de ces lectures académiques, reproduites par la grande publicité, il est moyen de mésuser dans un sens très-coupable, celui de se parer aux yeux du public d'un travail ou d'une invention qu'on n'a pas faite, et de dépouiller le véritable auteur.

J'attendais donc que je fusse appelé pour lire mon mémoire, lorsque ma mère, malade depuis longtemps, tomba dans un danger plus grand, et j'eus le malheur de la perdre.

Pendant que j'étais occupé des soins que devaient nécessairement demander ces pénibles circonstances, mon nom fut appelé, et comme je ne pus me présenter, je fus rayé le 27 octobre.

M. Leroy avait entendu parler, car nous avons des amis communs, de mon projet de présenter mon *percuteur à cuillers* à l'Académie, ainsi que les cas nombreux qui prouvaient l'importance de cet instrument. Il s'émut de ce projet, probablement parce que ma communication devait réveiller l'attention sur mes travaux, et il s'imagina, pour parer à cet inconvénient, de présenter lui-même mon instrument *percuteur à cuillers,* et des cas d'opérations faites par lui au moyen de cet instrument.

La chose me vint aux oreilles, car M. Leroy fit quelques indiscrétions. Je ne voulus pas d'abord croire à un tel procédé, car j'avais eu dans le temps le bonheur d'être utile à mon confrère; cependant, quand je remarquai que M. Leroy, pour ne pas perdre son tour de lecture, venait aux séances de l'Académie avec une exactitude scrupuleuse, quand je vis le soin qu'il avait d'apporter toujours avec lui une boîte d'une forme très-significative pour moi, l'air tant soit peu moqueur avec lequel il m'adressait ses saluts, je commençai à me préoccuper. Il me vint alors dans l'idée, pour savoir à quoi m'en tenir, de m'adresser à l'un de nos amis communs, connu par la douceur et l'aménité de son caractère aussi bien que par son talent dans une de nos principales spécialités : je lui exposai mes craintes et le priai de s'en expliquer de ma part avec M. Leroy; mais mon messager revint, avec la réponse plus que significative que *chacun faisait ses petites affaires comme il l'entendait.* Dès lors, je n'eus plus de doute; le danger était certain, et, victime résignée, je me résolus à laisser aller les choses, c'est-à-dire à ce que M. Leroy, inscrit avant moi par suite de ma radiation, se parât de mes plumes.

En partant pour l'Angleterre, après avoir reçu le prix de chirurgie en 1833, j'avais remis à M. Leroy l'ouvrage dans lequel mon système de percussion était défini. Les mémoires qui sont relatifs à ce système ont 96 pages d'impression. Comme je l'ai déjà dit, j'avais eu le bonheur de rendre des services signalés à M. Leroy, et M. Leroy, reconnaissant alors, m'appelait conséquemment son ami. Je lui avais donc dit en lui donnant mon livre : « Tenez, mon cher Leroy, il y a là « dedans de bonnes choses, desquelles, dans la situation où vous êtes « ici, vous pouvez tirer un grand parti ; ayez des succès, je m'en ré- « jouirai, car ils seront les miens. » Ce sont ces paroles, que je rapporte à peu près, qui ont sans doute engagé M. Leroy à écrire, en 1844, ces mots qui se trouvent à la page 337 d'un recueil de lettres et de mémoires qu'il publia dans cette année.

« Mon ami Heurteloup, dit-il, en repartant pour l'Angleterre, me confia l'avenir de son procédé en France, et je crois pouvoir dire que je me suis acquitté de cette mission selon ses désirs » (1).

Cependant, sous l'impression des circonstances nouvelles où je me trouvais, et qui n'étaient pas favorables à M. Leroy, il me vint dans la pensée de parcourir les nombreux pamphlets écrits par lui pendant mon absence. Je m'aperçus avec surprise et un sentiment pénible que tout ce qui faisait mon bagage scientifique était ou changé de nom ou changé de nature. Toujours, quand M. Leroy ne pouvait faire passer sous son nom un travail dont j'étais l'auteur, il trouvait le moyen de s'accoler à moi, et disait : Nous avons fait cela (2). Ces partages forcés étaient faits d'ailleurs en employant pour moi des termes très-affec-

---

(1) M. Leroy, que rien n'embarrasse, prétend que cette phrase est une phrase purement amicale, et non l'expression d'un fait réel. Mais tout le désir de dire quelque chose d'amical ne peut engager un homme honnête à affirmer un fait faux ; une phrase purement amicale n'articule jamais de faits. M. Leroy est donc engagé dans un défilé dont il ne peut sortir.

(2) Tantôt c'est ma sonde recto-curviligne, inventée en 1824 *, et qui est maintenant un type, que M. Leroy convertit en sonde exploratrice ; tantôt

* Constituée par une partie droite, terminée par une courbe qui est le quart d'une circonférence d'un pouce et demi de rayon.

tionnés, car je dois rendre à M. Leroy la justice de dire qu'il ne m'a jamais fait une *soustraction* sans m'appeler son ami. Je puis même ajouter qu'il s'est montré, dans ces circonstances, plein de bonnes manières et de politesse. Vous avez dû vous apercevoir, si vous avez lu son libelle, qu'il compte beaucoup sur ces gracieusetés pour faire passer ses infidélités. Le *percuteur à cuillers* était désigné sous le nom de *lithotribe à cuillers;* dans aucun endroit, mon nom n'était mentionné; enfin, relativement à cet instrument, aucune indication quelconque ne donnait à croire que je fusse pour quelque chose dans l'invention du procédé d'extraction par l'instrument *courbe à cuillers,* procédé maintenant capital en chirurgie.

Ce fait important constaté, mes yeux s'ouvrirent, et je commençai à comprendre qu'il était bien arrêté dans l'esprit de M. Leroy de profiter de la sécurité dans laquelle j'avais été, par suite de la confiance que j'avais mise en lui, pour s'attribuer mon invention. Dans toutes les circonstances que je viens d'exposer, je vis un système parfaitement suivi pour arriver à ce résultat.

J'avoue qu'alors un peu d'indignation s'empara de moi, et que ma résignation me parut une faiblesse; je me préparai donc à la résistance.

M'apercevant bien que le plan sur lequel M. Leroy comptait le

---

c'est ma *sonde évacuatrice* *, dont M. Leroy s'adjuge l'idée au moyen d'une modification qui la rend ineffective; tantôt c'est le mécanisme de mes perforateurs et évideurs à tige mobile centrale, que M. Leroy s'adjuge sous le nom de foret à éclatement; tantôt enfin, ce sont mes instruments courbes qui, affublés des mécanismes qui les rendent compliqués et dangereux, deviennent les instruments de M. Leroy : car M. Leroy, à la faveur d'un habit d'emprunt, ne leur donne plus mon nom.

Certes, je dois trouver cette manière d'agir de celui auquel *j'avais confié l'avenir de mes procédés* peu agréable : eh bien, M. Leroy veut que *j'accepte tout cela comme une courtoisie.* (Libelle, p. 18.)— Il se plaint que *je repousse son nom comme une mésalliance.* (Ibid.) —Je ne repoussais pas le nom de M. Leroy comme une mésalliance, mais enfin on aime à rester seul chez soi. M. Leroy ne saurait-il admettre qu'il peut être quelquefois gênant?

* Constituée par une partie droite portant robinet, et terminée par une courbe de deux pouces de rayon portant deux yeux en regard et un magasin; un stylet brisé pour envoyer dans le magasin les fragments engagés dans les yeux en regard. M. Leroy, pour s'impatroniser dans cet instrument, a imaginé de faire un stylet brisé tournant, ce qui fait échapper le fragment; par ce moyen, il compte au nombre de ses titres scientifiques ma sonde évacuatrice. Depuis que j'extrais les fragments par le percuteur à cuillers, cette sonde évacuatrice a perdu beaucoup de son importance.

plus pour arriver à ses fins était sa lecture académique affichée dans les feuilles publiques, plan machiavélique en cela que, l'acte de ma spoliation consommée, je ne pouvais plus atteindre le coupable, je cherchai si je ne pourrais obtenir que cette lecture, qui devait servir à une action si déloyale, pût être empêchée.

Je me rendis donc chez M. le président de l'Académie des sciences, M. Mathieu : je lui exposai mes craintes; je lui dis la nature du travail que je voulais lire à l'Académie; je lui montrai la preuve imprimée que j'étais le véritable inventeur du *percuteur à cuillers;* je lui exposai le danger que je courais de voir les fruits d'un travail si long m'être enlevés, et enfin je lui demandai si, en considération de toutes ces circonstances, il pouvait, en vertu de son pouvoir discrétionnaire, me donner la lecture. M. le président de l'Académie accueillit mes raisons et s'y rendit.

Cependant, quelques jours après, sans que je puisse dire ce qui s'était passé entre lui et M. Leroy; si ce dernier lui avait affirmé, comme il l'a fait depuis par écrit, que son intention n'était pas de parler du *percuteur à cuillers,* je trouvai la décision de M. le président changée, et les choses, dans son esprit, remises en l'état où elles étaient avant ma visite. Je sentis dès lors que ma démarche, de privée qu'elle était, devait devenir officielle.

La chose était délicate; ce que j'avais dit confidentiellement à M. le président ne pouvait être écrit, car M. Leroy, très-boutonné, comme cela était dans son rôle, ne m'avait pas officiellement communiqué ses bonnes intentions, et je ne devais pas, avec les preuves incomplètes que je pouvais donner, le mettre en cause. Je pensai qu'en écrivant à M. le président une lettre dans laquelle, sans désigner personne, je lui exprimerais ma position et mes craintes, cela lui donnerait l'occasion de prendre la décision que je désirais. Cette manière d'agir me parut d'autant plus sage qu'à l'époque où j'écrivais il y avait plusieurs personnes inscrites avant moi, et que conséquemment personne ne pouvait prendre pour lui, à moins de se sentir coupable, ce que je disais d'une manière générale. Voici la liste et l'ordre des personnes inscrites avant moi, le lundi 16 mars, sur le registre d'inscription de l'Académie des sciences: MM. Robert Latour, Collin, Gerdy, Leroy d'Étiolles, Jobert (de Lamballe), Camille Bernard, le baron Heurteloup, etc. etc. On voit que dans cette liste il y a plusieurs personnes appartenant à l'art de guérir, parmi lesquelles se trouvent trois chirurgiens qui ont pratiqué la lithotripsie.

J'écrivis donc la lettre suivante à M. le président, et je priai, comme on va le voir, M. le rédacteur en chef de la *Gazette des hôpitaux* de l'insérer dans son journal.

A M. le rédacteur de la Gazette des hôpitaux.

Paris, 19 mars 1846.

Monsieur le rédacteur,

Voulez-vous être assez bon pour insérer dans votre plus prochain numéro la lettre ci-jointe, que j'adresse à M. le président de l'Académie des sciences, et que je remettrai au secrétariat de l'Institut vendredi 20 mars?

Agréez, etc., Baron HEURTELOUP.

A M. le président de l'Académie des sciences.

Monsieur le président,

Lorsque je suis venu, il y a treize ans, de Londres à Paris, apporter l'instrument que j'ai appelé *percuteur courbe à marteau*, et que je destinais à briser les pierres vésicales, instrument pour lequel l'Académie des sciences m'a donné le prix de chirurgie en 1833, j'avais apporté également un *percuteur* dont les branches, au lieu d'avoir des *dents* propres à briser les pierres, présentaient des *cuillers* qui, rapprochées l'une de l'autre par la percussion, enfermaient les fragments et permettaient de les extraire de la vessie. J'appelais cet instrument *percuteur à cuillers*.

J'ai opéré pour la première fois avec cet instrument dans le mois de décembre 1832, et j'ai consigné ce fait à la page 73 de mes mémoires sur la *lithotripsie par percussion*, imprimés en 1833, dans lesquels on lit ces passages :

« ... Mais, prévenant cette difficulté, M. Heurteloup s'était pourvu d'un instrument analogue au *percuteur courbe à marteau*, mais en différant principalement en cela que l'intérieur des branches était *excavé* de manière que les petits fragments saisis étaient aussitôt retirés avec la plus grande facilité. » (C'est M. Williams Forbes, le chirurgien devant lequel j'opérai, qui parle.)

Et dans une note, à la même page 73, on lit ces mots :

« ... Je fis donc usage d'un *percuteur à cuillers*, avec lequel je guéris le malade. »

J'aurais présenté le percuteur à cuillers à l'Académie des sciences dès l'année 1833, si des faits assez nombreux fussent déjà venus prouver son importance ; mais je n'avais que celui consigné dans mon ouvrage, et c'était trop peu pour donner une idée de l'utilité de cette invention nouvelle. Or, comme dans ma pensée il importait de savoir s'il était mieux d'opérer par le *brisement simple* avec le *percuteur à dents*, que d'opérer par le *brisement avec extraction* avec le *percuteur à cuillers*, je dus rester dans le doute jusqu'à ce que des opérations comparatives des deux méthodes fussent venues m'éclairer et me donner le pouvoir d'en entretenir utilement l'Académie.

J'ai été treize années, monsieur le président, à recueillir ces faits comparatifs, et c'est pour les communiquer à l'Académie que je me suis inscrit pour lire un mémoire.

J'attendais avec patience, depuis quatre mois, que je fusse appelé pour lire mon mémoire, lorsque j'appris qu'un chirurgien, réveillé par mon retour, et juste au moment de mon retour, se proposait d'entretenir avant moi l'Académie de ce même *percuteur courbe à cuillers*, sous le prétexte de quelques modifications dans la manière de *percuter*.

J'avoue, monsieur le président, qu'il me paraîtrait pénible de perdre en grande partie les fruits d'un si long travail. Or, si une lecture est faite devant l'Académie sur mon *percuteur à cuillers* avant que, moi inventeur, je le lui aie présenté, une telle infraction aux règles, aidée de la publicité, ne peut que faire dévier à mon détriment et d'une manière irremédiable l'opinion publique de sa ligne naturelle.

Maintenant, monsieur le président, que vous savez que je suis l'auteur de l'instrument percuteur à cuillers, que vous savez aussi que je désire le présenter à l'Académie, je demande s'il n'est pas possible d'éviter qu'une autre personne se mette à ma place pour présenter cet instrument.

Peut-être qu'une simple demande faite par vous, monsieur le président, ou par l'un de MM. les secrétaires perpétuels à MM. les chirurgiens inscrits avant moi, suffira pour vous faire connaître si ma crainte est fondée; et si effectivement cette crainte est fondée, je suis sûr que, dans sa justice éclairée, l'Académie décidera que l'inventeur du percuteur à cuillers doit être admis le premier à l'en entretenir.

J'ai l'honneur d'être, etc., Baron HEURTELOUP.

Que l'on remarque la précaution que j'ai prise de prier M. le président de s'adresser à MM. les chirurgiens inscrits avant moi; j'ai pris cette précaution afin de ne rien dire de blessant pour un seul.

Comme je m'y attendais, une réponse fut envoyée à la *Gazette des hôpitaux;* dans cette réponse, M. Leroy, qui, à ce qu'il paraît, a beaucoup plus de vivacité que de prévoyance, se découvre :

A M. le rédacteur de la Gazette des hôpitaux.

Paris, 19 mars 1846.

Monsieur le rédacteur,

Est-ce bien le fier et brillant baron Heurteloup qui vous a écrit la lettre insérée dans votre numéro de ce jour? Est-ce bien lui, jadis si confiant dans la supériorité de ses œuvres, qui pousse de tels cris d'alarme, et se plaint d'avance des coups qu'il s'attend à recevoir? *Quantum mutatus ab illo!...*

Vos lecteurs n'auront sans doute pas compris la cause de la singulière anxiété manifestée dans cette lettre; je vais la leur exposer.

Désirant, à ce qu'il paraît, redevenir médecin, M. le baron Heurteloup a voulu signaler son retour dans le giron de la science par une lecture académique, et il a choisi, comme il vient de nous le dire, pour morceau de rentrée, l'évacuation artificielle des débris des calculs urinaires et l'emploi des brise-pierre à cuillers. Depuis quatre mois, il attend son tour de lecture; mais par malheur, je suis inscrit le premier sur la liste, et à moins d'une interversion dans l'ordre naturel des choses, il est probable que j'aurai la parole avant lui. Donc, M. le baron Heurteloup s'est demandé quel sujet je me proposais de traiter dans mon mémoire, et il a fini par se répondre que ce ne pouvait être autre chose que l'évacuation artificielle et le brise-pierre à cuillers; semblable à l'avare qui, après avoir enfoui son trésor, s'imagine que tous les regards sont tournés vers la place où il l'a caché. Une fois cette idée entrée dans sa tête, elle y a pris des proportions fantastiques, et il s'est mis à crier au voleur sans savoir au juste si c'était à lui qu'on en voulait.

« J'ai appris, dit M. Heurteloup dans sa lettre, qu'un chirurgien, *réveillé* « par mon retour, et juste au moment de mon retour, se proposait d'entretenir « avant moi l'Académie du percuteur, sous prétexte de quelques modifications « dans la manière de percuter. »

Reprenons cette phrase : « *Réveillé* par mon retour. » Je ne passe pas, que je sache, pour un dormeur; quelques personnes de mes amis prétendent même que je serais arrivé à beaucoup de choses si j'avais voulu consentir à dormir davantage et à faire un peu le mort. Dans la circonstance actuelle, dans l'espèce, comme l'on dirait au palais, cette phrase ne me convient pas davantage; car M. le baron Heurteloup ajoute que « je prendrais sans doute, pour prétexte « de ma lecture, un *changement* apporté par moi à la manière de percuter « qu'il a proposée il y a quatorze ans, et dont il vient présenter les résultats. » L'on voit que si l'un de nous est resté stationnaire sur cette question, c'est lui et non pas moi.

Supposons, pour un instant, que M. le baron Heurteloup eût deviné juste, que mon intention fût de venir dire à l'Académie que la majorité des chirurgiens n'a pas suffisamment senti l'importance de l'évacuation artificielle des débris de la pierre; que la guérison par ce moyen est plus rapide que par l'expulsion spontanée des fragments; qu'un brise-pierre à cuillers ou à gouttières larges et profondes peut ramener à chaque introduction près de 2 centimètres cubes de détritus, de telle sorte qu'une pierre de 35 millimètres de diamètre pourrait être extraite *en une seule séance* de la vessie *non contractée* d'un malade *peu irritable;* que l'évacuation artificielle *nécessite* l'emploi de la *percussion* pour tasser les débris dans les cuillers et rapprocher complétement les branches; que la percussion peut être faite au moyen de mon percuteur à détente, *sans lits spéciaux*, sans étaux fixes; mais que pour saisir promptement et facilement de grandes masses de débris, il est *préférable* de se servir de lits ou siéges montés sur pivot, pouvant incliner le malade dans *tous les sens*. Il n'y aurait rien là, je pense, dont M. le baron Heurteloup aurait personnellement à se plaindre : ce sont des faits pratiques qui sont dans le domaine commun, et s'il est vrai, comme il le dit, qu'il ait eu le premier l'idée du brise-pierre évacuateur à cuillers, il devrait au contraire voir d'un bon œil les applications que j'en ai faites et les développements que je lui ai donnés. S'il a d'autres idées à joindre à celles-là, nous en écouterons avec intérêt l'exposition, et nous promettons d'en profiter. Si, malgré les bonnes raisons que je viens de donner, M. Heurteloup persiste à entendre d'une mauvaise oreille une communication sur ce sujet; s'il craint que cela ne lui fasse *manquer son effet*, qu'il se rassure, ce n'est pas de cela que je veux parler dans mon mémoire, attendu que les idées qui précèdent, présentées à diverses reprises aux deux Académies, publiées dans divers journaux, sont devenues de la monnaie courante avec laquelle il ne me semble plus convenable, en 1846, de payer tribut à un corps placé aussi haut que l'Institut.

Agréez, etc., LEROY D'ÉTIOLLES.

Veuillez bien remarquer le ton (1) de cette lettre, les personnalités que M. Leroy m'adresse, l'agression première (2), et surtout son *affirmation* qu'il n'a pas l'intention d'entretenir l'Académie de mon percuteur à cuillers : « Qu'il se rassure, dit-il, ce n'est pas de cela que je « veux parler dans mon mémoire. » Vous verrez bientôt que c'est précisément *de cela* dont il voulait parler; car, par le fait, *c'est de cela* dont il a parlé. Voilà donc M. Leroy qui prémédite de rompre avec la vérité.

Allons plus avant.

Obligé de donner une explication de toutes les questions personnelles et en dehors de la question, je fis cette réponse dans le numéro du 28 mars, et *dans ce même numéro* je trouvai une riposte de M. Leroy. Voici ces deux lettres :

A M. le rédacteur de la Gazette des hôpitaux.

Paris, 23 mars 1846.

Monsieur le rédacteur,

M. le docteur Leroy n'ayant pas, à ce qu'il dit, l'intention d'entretenir avant moi l'Académie des sciences de mon *instrument à cuillers*, ma lettre ne devait pas le regarder. Je ne puis donc m'expliquer pourquoi, n'y étant pas nommé, il s'est chargé d'y répondre.

Cependant la chaleur et le développement que M. Leroy a donnés à sa lettre me porteraient à croire qu'il y avait, à son endroit, quelque chose de fondé dans la crainte que j'ai manifestée à M. le président de l'Académie des sciences. Dans ce cas, M. Leroy, pour être d'accord avec les assurances qu'il me donne, en sera quitte, s'il lit un mémoire, pour choisir un autre sujet. Ainsi, mon *percuteur à cuillers* n'entrera pas *dans la publicité, sous les auspices de l'Académie des sciences*, accolé à un nom fort honorable sans doute, mais qui ne ressemble en rien à celui de son inventeur.

Mais, que dis-je ! M. Leroy renoncer à lire son mémoire, à ne pas entretenir l'Académie des sciences de ma découverte, à faire croire au public que c'est lui qui a inventé le moyen d'*extraire* les pierres vésicales par les voies naturelles ;

---

(1) Il n'est donc pas vrai que ce soit moi qui ai mis dans la discussion *de la violence et du mauvais ton*. (Libelle, p. 6.)

(2) Il n'est donc pas vrai que je sois *l'agresseur à l'Académie des sciences et dans la presse médicale*. (Libelle, p. 5.)

renoncer, enfin, à un moyen de publicité! Non, non, de tels sacrifices seraient au-dessus de ses forces; il persistera, et, s'il persiste, que fera-t-il de cette phrase : « Que M. Heurteloup se rassure, ce n'est pas de cela que je veux entre-« tenir l'Académie. »

Que M. Leroy veuille bien prendre en considération que l'Académie des sciences n'est pas le public, qui laisse faire et dire; c'est un corps éminent et scientifique qui doit conserver, du moins je le crois, à ceux qui font des découvertes, l'avantage de les lui présenter, et *avant toute autre personne* celui d'en développer les conséquences. C'est sous ce point de vue que j'ai cru devoir m'adresser à M. le président. En effet, que viendra dire M. Leroy à l'Académie des sciences, sinon qu'il a guéri des malades en *employant mon percuteur à cuillers?* Mais c'est ce que pourrait dire tout autre chirurgien, puisque, par l'application de mon instrument, j'ai donné l'exemple à tous. Les opérations que pratique la chirurgie en général relèvent-elles de ce corps éminent? Non, sans doute; mais ce qui en relève, c'est l'invention, c'est la découverte, qui seule a droit à son intérêt et à son attention. Que M. Leroy sache donc que l'Académie des sciences n'a que faire de communications sans but, qui ne la regardent pas, et à l'occasion desquelles elle a déjà exprimé une fatigue marquée (1).

Je ne veux pas savoir ce que M. Leroy entend par les mots *faire de l'effet* et *manquer son effet*. Silencieux pendant quatorze ans au milieu des bruits de l'annonce et de la réclame, il est au moins singulier que mon confrère vienne me tenir ce langage. Le seul *effet* que je veux produire et que je ne veux *pas manquer*, car il sera très-légitime et très-honorable, c'est de prouver que je suis parvenu, au moyen de mon *percuteur à cuillers* employé *comme je l'emploie*, à extraire *par les voies naturelles* des pierres d'un volume déjà considérable, dans un temps souvent *plus court* que *par la taille*.

Je vois, quoi qu'en dise M. Leroy, *d'un très-bon œil* les exemples d'application qu'il a publiés de mon *percuteur à cuillers*, quoiqu'il ait *toujours oublié* de nommer son auteur. Bien que sans grands résultats, et pour cause, ces observations me seront utiles. Ayant l'intention de présenter au concours cet instrument et la *nouvelle manière* d'en tirer parti, je compte faire valoir la haute approbation de M. Leroy et celle de mes autres confrères, tout en démontrant ce que leurs modifications peuvent avoir de rétrograde, et aussi qu'il est un moyen nouveau découvert par M. Leroy de ne *pas rester stationnaire,* c'est de marcher... en arrière. N'est-ce pas en effet rétrograder que de venir dire, à l'imitation d'un chirurgien anglais, qu'il faut exécuter au moyen

---

(1) M. Leroy, dans son libelle, page 5, conteste cela. Mais si on lit le rapport fait par la section de chirurgie, du 6 septembre 1841, on verra que ces marques de fatigue ont été jusqu'à lui renvoyer ses instruments sans les examiner. Voici deux passages de ce rapport : « En examinant les instruments que « M. Leroy d'Étiolles a présentés pour extraire de la vessie certains corps mé-« talliques, et sans avoir même besoin de les essayer sur le cadavre, vos com-« missaires estiment que ces instruments n'offrent aucun des avantages que ce « médecin leur attribue... En résumé, vos commissaires pensent que ce procédé « nouveau ne peut intéresser l'Académie, et ils ont l'honneur de lui proposer de « renvoyer ces instruments à leur inventeur. » Lorsque M. Leroy affiche ses titres académiques dans un journal politique, il oublie celui-ci.

d'un *ressort* l'action mécanique d'opérer une percussion, quand il a été prouvé que cette percussion pouvait être facilement opérée avec un *marteau?* Émettre une semblable idée, est-ce être sérieux? Que l'on fasse cette proposition au plus simple ouvrier, il rira au nez du plaisant. La faire au chirurgien, c'est lui manquer, car c'est douter trop ouvertement de son intelligence. Le chirurgien sait bien que l'acte de percuter une pierre pour la briser dans la vessie doit être accompagné d'une force *surabondante* pour être *toujours* sûr de se débarrasser de la pierre en la brisant, et de ne pas s'exposer à laisser son instrument dans l'organe. Le chirurgien sait bien aussi que l'action de percuter n'est pas un acte exécuté sans motifs variables, car cette action doit être souvent puissante pour amener l'instrument à une fermeture *complète;* d'autres fois, elle doit être faite à petits coups pour disjoindre les couches de la pierre, et ces coups, suivant le besoin, doivent être pressés, lents, légers, pesants, variables enfin. M. Leroy croit-il donc qu'une pierre molle et spongieuse de phosphates se percute *scientifiquement* comme une pierre sèche d'acide urique, et celle-ci comme une pierre dure d'oxalate de chaux? Un *ressort* permet-il de développer dans la percussion le *sentiment* que toutes ces différences exigent? D'une action toujours la même, ce ressort frappera-t-il assez fortement pour *fermer complétement* l'instrument d'un fort calibre, et ne frappera-t-il pas trop fort sur le petit instrument, qui alors se brisera, se déformera et restera dans la vessie? M. Leroy connaît pourtant quelque chose de ces malheurs. Pourquoi alors vient-il mettre tant de légèreté dans une chose grave et sérieuse, et proposer à l'Académie des sciences de faire reculer l'art chirurgical? Mais je m'abandonne à faire de la science quand ce n'est pas mon intention.

Je ne puis *redevenir médecin,* parce que je n'ai jamais cessé de l'être : des travaux importants et nouveaux en fourniront la preuve. Peut-être l'erreur de M. Leroy provient-elle du silence dans lequel je suis resté; mais que mon remuant confrère me permette de lui dire que ce n'est pas le tapage qui fait le médecin, et que l'homme le plus utile est souvent le moins bruyant.

Je ne ferai plus qu'une observation à mon confrère, c'est que lorsqu'un médecin dit avoir inventé un instrument et surtout en fournit la preuve *imprimée,* il est de mauvais goût de jeter sur cette affirmation et cette preuve une phrase insidieuse qui ne prouve pas un bon sentiment. Je lui conseille donc d'effacer les mots suivants : « Et s'il est vrai, comme il le dit, qu'il ait eu la « première idée du *brise-pierre évacuateur à cuillers,* il devrait..., etc. » Non, mon cher confrère, je n'ai pas eu seulement l'idée, mais j'ai fait l'instrument, et j'ai opéré avec devant témoins.

En définitive, monsieur le rédacteur, je présenterai à l'Académie des sciences, en 1846, un instrument que j'ai inventé en 1832, parce qu'il m'a fallu tout ce temps pour le faire arriver à sa perfection, de même que les *combinaisons accessoires* pour le mettre convenablement en usage. Je voulais ensuite connaître si le procédé d'*extraire* par le *percuteur à cuillers* valait mieux que celui de *briser simplement* les pierres avec le *percuteur à dents :* or, il a fallu beaucoup opérer pour arriver à la solution de ce point de chirurgie pratique. Je présenterai donc mon *percuteur à cuillers* à l'Académie des sciences : 1° parce que je ne le lui ai pas encore présenté; 2° parce que je crois devoir le présenter à présent; 3° parce que ce qui a été publié sur cet instrument comme *monnaie courante* n'a pas mon approbation. En agissant ainsi, j'use d'un droit que M. Leroy semble priser à une haute valeur, car sa lettre prouve qu'il lui paraît assez doux d'en user à ma place. Mais je défendrai ce qu'il ap-

2

pelle *mon trésor*, de la possession duquel je ne suis d'ailleurs nullement inquiet, car la publication imprimée me le garde.

J'ignore quelles sont les *beaucoup de choses* auxquelles mon confrère *serait arrivé*, si, d'*après les conseils de quelques personnes de ses amis, il eût consenti à faire un peu le mort;* mais ce que je sais bien, c'est que suivre ce sage conseil l'aurait forcé à garder un silence dont il se serait bien trouvé.

Veuillez, monsieur le rédacteur, insérer cette lettre, que je me trouve obligé malgré moi de vous envoyer à l'occasion de celle que vous a adressée M. Leroy. Je l'ai faite de manière à ce qu'elle ne donnât pas lieu à une réplique, car je serais vraiment fâché de concourir à surcharger votre utile gazette de discussions qui ne mènent à rien.

Je vois que la lettre de mon confrère, dont je connais le caractère jovial, est parsemée de quelques plaisanteries qui pourraient être plus légères ; mais je ne m'en fâche pas, et bien que M. Leroy me paraisse un peu par trop oublieux, je m'empresserai, comme je l'ai toujours fait d'ailleurs, de saisir l'occasion de lui être agréable et utile.

J'ai l'honneur d'être, etc., Baron HEURTELOUP.

Monsieur le rédacteur,

Le hasard m'ayant fait rencontrer chez vous M. le baron Heurteloup au moment où il vous apportait la lettre ci-dessus, je profite de cette circonstance pour faire suivre immédiatement ma réponse.

J'ai pris pour moi ce que disait M. Heurteloup dans sa première lettre, parce qu'étant seul inscrit avant lui à l'Académie des sciences pour une lecture, cela ne pouvait s'appliquer qu'à moi ; l'on voit, du reste, que je ne m'étais pas trompé.

J'ai plaisanté M. Heurteloup de ce que, sans connaître le contenu de mon mémoire, il réclame d'avance la priorité des idées que j'y ai consignées; loin de sentir ce qu'il y a de ridicule dans une telle prétention, il le rend encore plus apparent dans sa seconde lettre : c'est son affaire.

J'ai dit que M. le baron Heurteloup, désirant, à ce qu'il paraît, redevenir médecin, voulait signaler sa rentrée dans la science par une lecture académique, et que son but avant tout était de produire de l'éclat et du tapage; ses deux lettres, si agressives pour le chirurgien qui jusqu'alors avait le plus sympathisé avec sa personne et ses idées, en sont la preuve. Si j'ai donné à entendre que M. Heurteloup avait cessé d'être médecin, c'est que depuis dix ans il ne prenait plus ce titre, il le repoussait même; c'est que dans tous les ministères des puissances européennes, il est moins connu comme médecin que comme armurier.

Si, dans les diverses communications et publications que j'ai faites relativement à l'extraction artificielle des débris de pierre et au lithotribe à cuillers, je n'ai point nommé M. Heurteloup, c'est qu'en conscience je pensais avoir le premier fait exécuter et appliqué cette forme d'instrument, dont il n'est question ni dans le mémoire de 1832, ni dans le rapport des prix de cette année. S'il m'est démontré que la priorité appartient à un autre, je suis d'autant plus disposé à l'abandonner que je n'avais pas songé à faire valoir les droits que je pensais avoir. Quant à la marche rétrograde que j'aurais suivie dans les applications du procédé de l'extraction artificielle, j'attendrai, pour me confesser et m'amender, que j'aie pu juger de la valeur des magnifiques perfectionnements qu'on nous annonce. M. le baron Heurteloup est un homme d'imagination et de persévérance; je ne serais donc point étonné qu'il eût fait encore d'excellentes découvertes. Toutefois, une chose m'étonne, dont je lui demanderai l'explication : Comment se fait-il qu'en France, où nous marchons les uns terre à terre, les autres à reculons, la lithotritie soit devenue d'une application générale et vulgaire; tandis qu'en Angleterre, où elle recevait l'impulsion de la main de M. Heurteloup, elle soit tombée dans un tel discrédit qu'elle a peine à se soutenir en présence de la taille? (1)

J'ai l'honneur d'être, etc. LEROY D'ÉTIOLLES.

Il y a beaucoup de choses à dire sur cette dernière lettre, et la plus importante, la plus capitale, est que M. Leroy, pris au trébuchet, est obligé, pour expliquer sa réponse à M. le président de l'Académie, d'altérer la vérité; il est obligé de dire qu'il a répondu à ma lettre, parce qu'il était *seul inscrit avant moi*, et vous savez, puisque j'en ai déjà donné la liste, qu'il y avait sept personnes parmi lesquelles étaient trois chirurgiens qui avaient pratiqué la lithotripsie. Pesez l'importance de cette contre-vérité, qui est la porte par laquelle M. Leroy entre dans la discussion contre moi; discussion, notez bien, qu'il dit avoir été provoquée par moi. Vous voyez donc que non-seulement c'est M. Leroy qui provoque cette discussion déplorable, mais pour la provoquer il en impose sciemment; car qui, mieux que M. Leroy, connaît qui est inscrit sur les registres de l'Académie, quand il a intérêt à le savoir. Eh bien, monsieur, comme vous le voyez, je pouvais d'un mot fermer la bouche à M. Leroy qui s'oubliait; je ne l'ai pas fait pas respect pour notre robe. Vous voyez donc bien que, loin de l'attaquer, j'ai été pour lui plein de ménagement.

Remarquez que M. Leroy m'adresse encore d'autres personnalités, qu'il me dit que je ne portais plus le titre de médecin, que je le repoussais; que dans les ministères des puissances européennes j'étais moins connu comme médecin que comme armurier; remarquez qu'il demande pourquoi en Angleterre, où je donnais une impulsion (ce qui n'est pas vrai), la lithotripsie était tombée dans le discrédit.

Eh bien, quand vous aurez remarqué tout cela, faites une remarque plus importante encore dans cette question, c'est qu'à ces personnalités, ces calomnies, ces fausses représentations, je n'ai plus

(1) Cela n'est pas exact; je donnerai des détails à ce sujet dans le troisième épisode.

répondu pour le bien de la paix, et que j'ai mieux aimé rester sous le coup des impressions fâcheuses que toutes ces faussetés devaient nécessairement imprimer à mon caractère.

Je ne veux pas répondre maintenant à toutes ces imputations, car M. Leroy a eu soin de les répéter, et j'aurai occasion d'y revenir; je ne veux maintenant que relever une incrimination méchante. M. Leroy dit que je ne portais plus le titre de médecin et que je le repoussais. Si pour m'adresser ce reproche il se fonde sur quelques plaisanteries dites *inter pocula* et dans la confiance de l'amitié, je lui répondrai qu'il est rare que, parmi nous, nous ne plaisantions quelquefois sur nous-mêmes, et qu'il est peu digne de se faire de ces plaisanteries une arme sérieuse. Cependant, je tiens à prouver davantage, c'est-à-dire que, bien loin de repousser le titre de médecin, c'est de ce titre seul dont je me suis toujours fait honneur, c'est de ce titre seul dont j'ai toujours fait accompagner mon nom. Voyez tout ce que j'ai publié, voyez si à la suite de mon nom ne se trouve pas toujours cette simple qualité, cette qualité unique, *docteur de la Faculté de médecine de Paris;* et cependant je pouvais ajouter une ribambelle de ces titres d'académie et de société qui ne coûtent que la peine de les demander quand on a écrit quelques pages d'un intérêt quelconque, je pouvais y ajouter des titres honorifiques : mais à quoi bon, puisque je ne me hausse pas sur de telles échasses. Loin donc de rejeter le titre de médecin, je m'en honore, et je le prouve. L'assertion de M. Leroy n'est donc, comme beaucoup d'autres, qu'un nouvel accroc fait à la vérité, et, qui plus est, une venimeuse calomnie.

Je reviens. Déterminé à abandonner toute polémique dans la *Gazette des hôpitaux,* j'attendais mon tour de lecture, lorsque rencontrant M. le président de l'Académie dans la pièce qui précède la salle des séances, il me fit l'honneur de me dire que, tout considéré, il avait décidé qu'il donnerait à M. Leroy et à moi la lecture le même jour. Je trouvai cette décision fort sage; mais, m'appuyant toujours sur le droit que je croyais avoir de présenter mon instrument le premier, j'adressai encore la lettre suivante à M. le président. Peut-être est-elle d'une importance secondaire dans ce procès; mais je la place ici pour ne rien omettre. Je serais désolé que l'on pût m'imputer la moindre soustraction, la moindre réticence, faites dans le but de faire prononcer en ma faveur. Voici cette lettre.

A M. le président de l'Académie des sciences.

Paris, 4 avril 1846.

Monsieur le président,

La lettre que j'ai eu l'honneur de vous écrire, le 18 mars, a donné lieu à une courte correspondance qui a été insérée dans la *Gazette des hôpitaux.* Je prends la liberté de vous remettre les trois exemplaires de cette gazette médicale dans laquelle vous trouverez cette correspondance.

Vous y verrez, monsieur le président, qu'un chirurgien a jugé convenable de répondre à ma lettre, quoiqu'il n'y fût pas nommé, et a jugé également convenable de prendre pour prétexte, pour y répondre, que je l'avais nécessairement désigné, en cela qu'il était *seul* inscrit avant moi. Comme il y a sept personnes inscrites avant moi, et que parmi ces personnes il y a deux médecins et trois chirurgiens distingués, l'assertion de ce chirurgien est inexacte. Pourquoi l'a-t-il faite?

Il vous sera facile de voir, monsieur le président, que M. Leroy d'Étiolles, le chirurgien qui a répondu avec tant d'empressement à ma lettre, s'occupe fortement d'un instrument *extracteur à cuillers*, et bien qu'il laisse croire qu'il n'en entretiendra pas l'Académie, l'assurance qu'il en donne ne me paraît pas assez explicite. Je reste donc avec la pensée que ce chirurgien veut entretenir *avant moi* l'Académie de mon *percuteur à cuillers*, sous *prétexte de modifications*, et je m'en réfère, à ce sujet, à la lettre que j'ai eu déjà l'honneur de vous adresser.

Je sais que, pour prévenir autant que possible ces difficultés, vous avez l'intention de faire lire M. Leroy et moi le même jour. Cette intention, monsieur le président, rend votre justice et votre bonté évidentes; mais veuillez me permettre d'insister pour que ma lecture précède celle de M. Leroy, afin de consacrer le principe et mon droit.

Et puis remarquez, monsieur le président, que si M. Leroy lisait le premier, il pourrait arriver qu'il ne resterait plus assez de temps pour moi (1). Alors, l'inventeur du *percuteur à cuillers* serait, et même cela est probable, précédé dans la promulgation de son œuvre. Certainement vous ne voudriez pas que j'éprouvasse ce tort.

Une dernière considération que je prends respectueusement la liberté de vous soumettre est celle-ci : me laisser lire d'abord ne peut mener *à aucun*

---

(1) C'est effectivement ce qui est arrivé : je n'ai pas eu le temps de lire mon mémoire, qui, du reste, était un peu long, car il demandait trente-deux minutes de lecture. M. Leroy, qui ne manque pas une occasion de me calomnier, parle *d'une impression désagréable produite sur l'Académie par la partie de mon mémoire qui contenait une critique acerbe des modifications apportées par M. Leroy à mes appareils.* M. Leroy dit conséquemment que c'est à cause de cette impression qu'on m'aurait retiré la lecture. La langue de M. Leroy lui tourne encore, car dans mon mémoire que je publie maintenant, il n'a été question ni directement ni indirectement de M. Leroy, et d'ailleurs jamais on ne retire la lecture à quelqu'un, parce qu'il fait la critique d'un moyen chirurgical. Ainsi ce passage est non-seulement malveillant, mais il exprime un fait faux.

inconvénient, tandis qu'en laissant lire M. Leroy, ce serait peut-être aider à faire une chose peu juste, qui pourrait d'ailleurs occasionner des débats qu'il est toujours bon d'éviter pour tout le monde (1).

Est-ce l'inscription antérieure qui vous arrêterait? Veuillez remarquer, monsieur le président, que vous avez le droit d'accorder un tour de faveur, et que je crois mériter cette obligeance de votre part par la discrétion dont j'ai toujours usé dans mes communications.

Veuillez aussi remarquer que j'étais bien longtemps inscrit (24 juillet) avant M. Leroy, et que, si j'ai été rayé le 27 octobre, mon absence avait une cause légitime : je venais de perdre ma mère.

J'ai l'honneur, etc. Baron HEURTELOUP.

Cette lettre était sans doute écrite d'une manière convenable, et les raisons que je donnais avaient quelque valeur; je regrette d'avoir à dire qu'elles ne furent pas écoutées. On le verra plus tard.

Il y a quelques détails qui paraîtront peut-être du second ordre, mais qui, cependant, ont leur consistance quand il s'agit d'éclairer ceux qui ont à prononcer dans une circonstance qui n'est pas sans gravité. Il paraît que ma première lettre à M. le président avait jeté le trouble dans les projets de M. Leroy. Cette boîte que j'ai dite, et qu'il apportait, depuis quatre mois, toujours avec lui avec une exactitude scrupuleuse, ne fut plus apportée seule: un gros paquet de papier, qui contenait des instruments, fit dès lors toujours partie du bagage de mon adversaire; un rouleau de papier tout neuf, sur lequel était écrit un mémoire nouveau, figurait aussi dans ce bagage. Je conclus que quelque chose était changé dans les idées et dans les plans de M. Leroy, et je me félicitais d'avoir pu obtenir ce résultat, lorsqu'une circonstance assez curieuse vint me désabuser.

Le jour même où ma lettre à M. le président de l'Académie fut lue, la salle des séances était fort pleine; il n'y avait qu'une place libre, et cette place était justement à côté de moi. M. Leroy entra, chargé de son ancien et de son nouvel attirail. Le voyant chercher des yeux un siége où se mettre, je lui fis le signe de venir se placer à côté de moi, et cela d'une manière riante et amicale (2); car, je vous

(1) On voit que je prévoyais ce qui arriverait.

(2) Je crois que c'est ce bon sentiment qui m'a valu de la part de quelques personnes la plaisanterie de supposer que je m'entendais avec M. Leroy pour attirer l'attention. On voit qu'il y a des contacts bien avantageux, qu'il y a des

le dirai, bien que je fusse loin d'être satisfait de la conduite de M. Leroy à mon égard, je n'en ai jamais été affecté au point de lui retirer un reste de la vieille affection que j'avais eue pour lui. Nous nous mîmes donc à causer de choses et d'autres; je le plaisantais sur les changements qu'il avait apportés dans ses munitions, lorsque M. le secrétaire qui rendait compte à l'Académie de la correspondance en vint à ma lettre. Alors mon voisin lève les oreilles, ses narines se gonflent, et, se retournant vers moi, il me dit : « Comment! vous avez donc encore écrit? » Je lui répondis : Oui. Alors M. Leroy se mit à se parler tout seul, et bientôt de ses lèvres tremblantes et balbutiantes s'échappèrent ces phrases saccadées : « Mais cependant je veux garder mon tour,... et puis, au fait, ce ne sont pas les médecins qui envoient les malades... ce sont les malades qui en envoient d'autres... nous verrons bien... mais cependant il faut que je conserve mon tour... » Là-dessus mon voisin se lève avec la rapidité d'un ressort qui s'échappe, et, ce qui est assez inusité, il va, lui qui n'est pas membre de l'Académie, faire un discours fort animé à M. le président. Cet accès m'apprit beaucoup de choses, et je vis bien que ce n'était pas l'honneur d'avoir inventé mon instrument après lequel courait mon confrère : dès lors je compris que j'aurais beaucoup de peine avec lui pour défendre mon bien; je m'y résignai cependant.

Quand M. Leroy revint à sa place, je repris la conversation comme si de rien n'était, et je lui dis simplement : « Mais comment pouvez-vous supposer que je ne défende pas une propriété scientifique qui est à moi... » Alors il me répondit : « Mais, est-ce que je n'ai pas le droit de lire ce qu'il me plaît?... — Non, lui dis-je; vous concevez bien que si par cette lecture vous faites croire qu'un travail qui m'appartient soit le vôtre, je dois m'y opposer... — Eh bien, dit M. Leroy, opposez-vous; à bon chat bon rat. » Suffoqué de cette nouvelle manière d'entendre la propriété scientifique et de cette cynique déclaration de guerre, je me levai indigné en portant la main à mes poches, et bien résolu de ne pas céder à la force brutale : c'est ce que je pouvais heureusement faire sous l'une ou l'autre espèce, chat ou rat.

Je raconte ces détails, non dans l'intention de faire des plaisante-

---

personnes bien charitables, et beaucoup d'agrément à s'occuper de travaux utiles. Du reste, quand j'ai apporté le *percuteur courbe* en 1833, on m'a qualifié, avec applaudissements, d'escamoteur. C'est tout profit.

ries, ce que je ne me permettrais pas dans ce moment; mais pour présenter la question sous son véritable jour. Si dans tout ce que j'écris il y a un côté plaisant, cela tient au sujet, et non pas à moi.

Enfin, le grand jour arriva : le 27 avril 1846, M. Leroy fut appelé d'abord, et moi ensuite, et le lendemain on lut dans les comptes rendus de l'Académie ces deux extraits :

CHIRURGIE. — *Mémoire sur la pulvérisation rapide des calculs urinaires, et sur l'extraction artificielle de leurs débris;* par M. Leroy d'Étiolles. (Extrait par l'auteur.)

(Commissaires : MM. SERRES, ROUX, LALLEMAND, GAMBEY.)

Dans ce nouveau procédé de lithotritie, la pierre est réduite en poudre en quelques minutes, au moyen d'instruments qui, par un mouvement d'oscillation latérale, promènent sur tous les points de son diamètre soit des râpes, soit des lames tournantes qui la grugent. Ces pulvérisateurs oscillants, dont j'ai soumis les premiers essais à l'Académie il y a deux ans, conviennent surtout aux pierres solitaires volumineuses; quant aux pierres multiples et aux petites pierres, je continue de leur appliquer le système de l'écrasement, en y joignant l'extraction artificielle, qui rend la guérison beaucoup plus rapide, et dont, pour ma part, j'ai fait usage avec succès sur plus de cent malades. Un brise-pierre à cuillers larges et profondes permet d'extraire, à chaque sortie de l'instrument, *près de deux centimètres cubes de débris* (c'est moi qui souligne), en sorte que, dans les circonstances favorables, un calcul de 35 millimètres (15 lignes) de diamètre peut être enlevé et broyé en une seule séance de huit à dix minutes.

CHIRURGIE. — *De la pulvérisation immédiate et de l'extraction immédiate des pierres vésicales par les voies naturelles,* première partie; par M. Heurteloup. (Extrait par l'auteur.)

(Commission nommée pour le mémoire de M. Leroy d'Étiolles.)

Cette première partie traite particulièrement de l'extraction immédiate des calculs urinaires. J'arrive à ce résultat en introduisant successivement des instruments analogues à mon *percuteur courbe à marteau*, mais qui ont des branches excavées en cuillers, au lieu d'avoir des branches armées de dents, et que je désigne sous le nom de *percuteur à cuillers*. Par suite de l'introduction successive des instruments à cuillers, je parviens à extraire immédiatement les pierres d'un volume considérable, car chaque instrument rapporte une quantité de pierre emprisonnée entre les cuillers, qui sont rapprochées au moyen du marteau.

J'indique, dans mon mémoire, la manière dont il faut s'y prendre pour que les pierres ou les fragments viennent tomber dans les cuillers de l'instrument, sans qu'on soit obligé de les aller chercher; la manière dont l'instrument chargé de pierre vient, par un mouvement prompt et doux, se placer dans l'étau fixe qui le maintient inébranlable pendant la percussion, et enfin les moyens que j'emploie pour introduire avec facilité et promptitude les instruments qui doivent opérer l'extraction.

Mon mémoire présente l'exposé d'un grand nombre de cas de malades opérés par ma nouvelle méthode. Dans la seconde partie, je ferai connaître mes travaux relatifs à la *pulvérisation immédiate* des pierres vésicales, qui est le second problème que je me suis proposé de résoudre pour arriver au but important d'éviter les désordres produits par les fragments qui résultent des différents systèmes de morcellement des pierres.

Telles furent nos communications respectives. Ce fut une bataille perdue pour M. Leroy en ce sens qu'il ne lui fut pas possible, puisqu'il n'eut pas seul la lecture, de se faire annoncer dans les journaux comme enlevant des pierres de 15 lignes en dix minutes, et cela avec un brise-pierre à cuillers larges et profondes. Comme il fallait que les rédacteurs parlassent un peu de moi, M. Leroy leur fit probablement entendre qu'il valait mieux ne parler de personne. En effet, aucun journal, à l'exception d'un seul (1), ne reproduisit ce qui était relatif à nos lectures. Mais si M. Leroy avait perdu l'avantage de se mettre en vue à mes dépens, il avait gagné celui

---

(1) Ce journal était *la Presse* du 10 mai, dans lequel on lit cet article aussi injurieux pour moi que laudatif pour M. Leroy, sous l'influence directe duquel l'article est évidemment fait.

Voici cet article :

CHIRURGIE. — MM. Leroy d'Étiolles, Heurteloup et Deleau ont présenté à l'Académie divers instruments de lithotritie.

Celui de M. Leroy d'Étiolles a pour objet la pulvérisation rapide des calculs de la périphérie vers le centre, en évitant les dangers qui naissent de leur transformation en fragments. Ce serait là un procédé d'une véritable importance, et qui a été l'objet d'un grand nombre d'essais restés jusqu'ici à peu près sans résultat utile.

L'instrument présenté par M. Heurteloup n'est autre que son percuteur courbe à marteau, dont il a excavé les branches, et qu'il nomme aujourd'hui, pour cette raison, *percuteur à cuillers*. En faisant de cette modification l'objet d'une communication académique, M. Heurteloup, nous le disons avec regret, ne paraît pas avoir eu d'autre but que de rabaisser le mérite de son confrère, et c'était là un objet peu digne de l'illustre assemblée. C'était de plus une cruelle injustice, et un de ces actes d'ingratitude qui sont le seul partage certain qui soit réservé de leur vivant aux inventeurs. L'idée première, à l'application de laquelle M. Heurteloup doit sa célébrité, appartient à M. Leroy d'Étiolles. C'est

d'empêcher que l'on ne connût que j'étais le véritable et seul auteur du percuteur à cuillers. Il dut être satisfait de ce demi-succès, quoiqu'il l'eût payé bien cher, car il est toujours cher d'acheter un avantage en sacrifiant, pour l'obtenir, la vérité et les convenances.

Je n'ai pas besoin de vous dire, je crois, que ce prétendu procédé de pulvérisation des *pierres solitaires volumineuses* au moyen de râpes oscillantes et de lames tournantes qui les grugent n'est pas une communication sérieuse. M. Leroy, s'étant en quelque sorte engagé envers M. le président à ne pas entretenir l'Académie *de cela* (mon percuteur à cuillers), et ayant mis dans sa tête de ne pas être fidèle à son engagement, n'a rien trouvé de mieux, comme l'augmentation de son bagage vous l'a d'ailleurs fait pressentir, et pour sauver un peu les convenances, que de mélanger *cela* avec une autre chose quelconque. Il a choisi conséquemment le thème de la pulvérisation d'une pierre solitaire volumineuse pour atteindre le but dont je viens de parler d'abord, et ensuite pour se mettre en ligne avec moi. En effet, vous avez dû voir que, dans le résumé que j'ai fait de ma lecture, il est question d'un système de *pulvérisation immédiate*. M. Leroy avait entendu parler de travaux que j'avais faits à ce sujet, et il avait jugé à propos de faire d'une pierre deux coups en faisant croire qu'il était aussi l'auteur d'un travail pareil. Malheureusement pour ses projets, mon intention n'était pas encore de présenter ce nouveau

---

lui qui a inventé la lithotritie, la plus ingénieuse, la plus belle découverte chirurgicale de notre siècle.

M. Deleau ne mérite pas un semblable reproche ; l'idée qu'il a développée avec convenance devant l'Académie *, etc. etc.

Certes, voilà une attaque bien violente, bien imméritée ; certes, le rédacteur de cet article était dans le cas d'être cité devant les tribunaux, et risquait d'être condamné comme calomniateur. Eh bien ! pour éviter le scandale, je n'ai pas voulu entamer un procès dans lequel M. Leroy aurait pu faire une triste figure. Lisez ma réponse dans *la Presse* du 14 mai, et vous y verrez avec quelle modération j'ai répondu à cet article.

Il n'est donc pas vrai que j'ai été l'agresseur, dans les journaux politiques, *avec violence et mauvais ton*. (Libelle, p. 6.)

* M. Deleau a présenté, dans la même séance, un moyen de mettre une pierre vésicale dans une poche, et de la broyer dans cette poche avec mon percuteur. Je laisse MM. les membres de la commission prononcer sur l'importance de cette invention ; je me borne seulement à dire que le travail de M. Deleau m'a paru fort ingénieux.

système à l'Académie (1), et M. Leroy s'est enferré, car son prétendu système de pulvérisation des pierres solitaires volumineuses étant une

---

(1) Je donne ici l'extrait de mon ouvrage qui a rapport à ce nouveau système de *pulvérisation immédiate :*

« Depuis treize années que j'ai imaginé d'appliquer la percussion au morcellement des pierres vésicales, et que j'ai inventé le *percuteur courbe à marteau,* je ne me suis pas borné aux études comparatives entre le brisement simple par le *percuteur à dents* et le brisement avec extraction par le *percuteur à cuillers.* Bien que ce dernier système m'ait donné de beaux résultats, je n'ai pas cru cependant que c'était le dernier mot de la science. Il m'a paru toujours à désirer que la possibilité de pulvériser *immédiatement* et *complétement* les pierres soit démontrée, et cela avec des moyens mécaniques simples, solides, prompts, inoffensifs, et pouvant fonctionner dans un très-petit espace. C'est à ce résultat que je suis parvenu. Je n'ai pas encore fait la communication de ce procédé à l'Académie des sciences, pour ne pas mettre de confusion dans ce que j'avais à lui présenter, et aussi parce qu'il m'a paru juste que chaque travail reçût sa récompense académique, si cette récompense était méritée. Du reste, je ne me suis pas conduit, relativement à ce procédé de *pulvérisation immédiate,* comme je l'ai fait à l'égard des autres procédés : j'ai tenu mes moyens absolument secrets pour éviter ce qui m'est déjà arrivé, c'est-à-dire que l'on se présentât à ma place à l'Académie pour recueillir les honneurs de mon travail.

« Mon intention est donc d'attendre, pour publier ce nouveau travail, que l'Institut ait prononcé sur mon système d'extraction immédiate; mais pour donner une idée dès à présent de ce que pourra la chirurgie quand ce système sera connu, je crois utile de donner, au sujet de ce système, quelques détails en dehors de toute application médicale.

« J'ai assemblé plusieurs médecins et chirurgiens, et je les ai prié de vouloir bien constater le volume, le nombre et la densité de plusieurs pierres vésicales et non vésicales. Je les ai prié de vouloir bien enfermer une ou plusieurs de ces pierres dans un nouet de mousseline des Indes extrêmement molle et flasque. L'espace circonscrit par le nouet pouvait contenir à peu près un fort citron. Les pierres étant placées dans ce nouet, une forte ligature fut placée, et un cachet fut apposé sur les chefs de cette ligature. Cela fait, au moyen d'une sonde conique et droite, un trou fut fait dans la mousseline. Ce trou qui pénétrait dans l'intérieur du nouet était de la grandeur nécessaire (7 millimètres) pour introduire un instrument d'un calibre moyen ; il fut fait en écartant seulement les fibres de la mousseline, sans les couper, de manière qu'il ne pouvait être agrandi sans rompre ces fils. Le nouet dans cet état, c'est-à-dire renfermant la pierre ou les pierres, car plusieurs expériences furent faites, me fut remis, et au bout de quelques minutes (4 ou 5), je rapportai le nouet avec la pierre ou les pierres pulvérisées si complétement que les deux tiers de la matière lithique étaient passés sous forme d'amidon à travers les mailles de la fine mousseline dans laquelle les expériences ont été faites ; le tiers de la pierre ou des pierres était resté dans le nouet sous forme de poudre plus grossière.

« Quand je remis le nouet sous les yeux de ces messieurs, le cachet était intact, le trou par lequel l'instrument a été introduit n'était pas agrandi, et en-

fable, il lui sera bien difficile d'éviter le blâme de l'Académie pour s'être permis de lui présenter un instrument *postiche* (1).

---

fin le nouet délié et examiné avec le plus grand soin n'a présenté aucun désordre, et pas le plus petit fil de la mousseline n'était dérangé ou éraillé.

« Plusieurs expériences de cette nature ont été faites, la première sur une pierre d'acide urique de 15 cent. sur la grande circonférence, de 9 cent. sur sa petite circonférence, et de 2 cent. d'épaisseur. La seconde expérience fut faite sur plusieurs pierres mises ensemble au nombre de cinq dans le nouet : l'une d'entre elles, plus volumineuse que les autres, était formée d'acide urique mêlé de phosphates; elle avait 10 centimètres 6 millimètres sur sa grande circonférence, 7 centimètres 1 millimètre sur sa circonférence moyenne, et 1 centimètre 7 millimètres d'épaisseur. Les quatre autres pierres d'acide urique et de phosphates avaient le volume entre une grosse noisette et une petite noix. La troisième expérience a été faite sur les pierres factices qui ont servi aux expériences dont j'ai parlé dans le chapitre sur *un pas rétrograde de la lithotripsie*.

« Toutes ces expériences ont présenté les mêmes caractères, c'est-à-dire que le temps a été le même à peu près sur une pierre ou plusieurs, qu'elles ont donné relativement la même proportion de poudre très-fine ou de poudre grossière, et enfin que pas un fragment n'était resté dans le nouet.

« Ainsi, voilà bien un système de pulvérisation immédiate et complète, puisque la pierre ou les pierres sont réduites, en quatre ou cinq minutes, en poudre dont les deux tiers passent à travers une fine mousseline; voilà bien un système dont les moyens mécaniques se développent et agissent dans un très-petit espace, puisque le nouet peut contenir seulement un citron; voilà bien un système doux pour les organes, puisque le nouet est flasque et d'une fine mousseline tout à fait bien disposée pour être déchirée par les instruments s'ils étaient agressifs; voilà bien un système de pulvérisation immédiate qui s'applique aux pierres d'un assez grand volume, puisque une pierre grosse comme un petit œuf a été pulvérisée en trois minutes; voilà bien enfin un système de *pulvérisation immédiate*, qui s'applique aux pierres multiples et assez volumineuses, puisque sur cinq pierres l'une était grosse comme une forte noix, et les quatre autres avaient le volume entre une petite noix et une grosse noisette, et que ces pierres ont été pulvérisées en trois minutes. C'est tout ce que pour le moment je veux faire connaître relativement à ce système, dont je m'occupe depuis plusieurs années.

« Ces différents résultats ont été montrés à MM. les docteurs Beaude, Deleau, Souberbielle, Fabre, Tanchou, Thierry, Koreff, Londe, Burguières, et d'autres médecins, qui ont bien voulu prendre connaissance des faits que je viens de décrire sans s'enquérir des moyens, et dans l'intention seulement d'être témoins d'un fait pur et simple exécuté en dehors de toute application médicale. »

(1) La communication de ces instruments *postiches* n'est faite, comme je l'ai déjà fait comprendre, que pour se donner un prétexte d'affiche dans les papiers politiques. Voici la fanfare qui correspond à la présentation de ce phénomène d'instrument qui réduit, en quelques minutes, une *pierre solitaire volumineuse*. On lit dans *le Siècle* du 13 mai : « La lithotritie, demeurée stationnaire pendant quelques années, marche de nouveau vers le progrès. Trois mémoires lus à la dernière séance de l'Académie des sciences témoignent des

S'il vous importe de connaître la vérité à cet égard, demandez à M. Leroy de *réduire en poudre*, devant vous, *en quelques minutes, une pierre solitaire et volumineuse*, comme il l'annonce avec tant d'assurance. Si vous voulez encore le voir dos à dos avec la vérité, demandez-lui de vous montrer comment il extrait, à chaque sortie d'un brise-pierre à cuillers larges et profondes, près de *deux centimètres cubes* de débris. Mais peut-être M. Leroy n'a-t-il pas une idée nette de ce qu'est un brise-pierre à cuillers larges et profondes, ou ne sait-il pas au juste ce que c'est que 2 centimètres cubes de débris. Avant de l'accuser de mauvaise foi, assurez-vous si, par hasard, il n'a pas péché par ignorance. Si vous êtes, monsieur et honoré confrère, membre de la Société médicale du 1er arrondissement, vous avez là une belle occasion d'apprécier le degré de véracité de votre digne président. Ce sont des faits purement physiques à constater; conséquemment, vous ne pouvez être trompé par l'artifice du langage.

« efforts dont cette branche de la chirurgie est l'objet. L'un de ces mémoires, « celui de M. le docteur Leroy d'Étiolles, qui se distingue par un cachet d'inven- « tion et de nouveauté, contient la réalisation d'un problème longtemps cher- « ché, la pulvérisation réelle de la pierre, exécutée non après sa fragmentation, « ce qui multiplie les recherches, mais sans relâcher le corps étranger une fois « saisi par l'instrument. »

Ainsi, voici une présentation à l'Académie des sciences qui sert non-seulement de prétexte à une affiche pompeuse, mais à l'affiche d'une chose qui n'existe pas. Quel nom faut-il donner à ce commerce?

Comment ne pas passer pour un homme inouï après un tel roulement de tambour? M. Leroy s'est avisé de me demander, dans une de ses lettres, si je le prenais pour un dormeur!!! Allez donc dormir en soufflant si fort. Non, monsieur Leroy, je ne vous prends pas pour un dormeur.

Ces messieurs qui spéculent sur les lectures de l'Académie des sciences, et dont je me suis permis de tracer le portrait dans le nouveau livre que je vais publier sur la lithotripsie, appellent cette facétieuse manière de se servir de la tribune académique comme d'un bureau d'affiches économiques d'un nom singulier; ils appellent cela servir un *canard* à l'Académie. Je crois que ce nom, qui est né, ainsi que la chose, pendant mon absence, est employé dans le même sens que celui de ces articles de journaux qui traitent de faits fabuleux et impossibles, et destinés à tenter la crédulité des gens simples.

J'ai mis, dans mon ouvrage, M. Leroy en demeure de prouver, devant la commission, la vérité du programme qu'il a été assez audacieux d'insérer dans les comptes rendus de l'Académie. Peut-être trouvera-t-il que MM. les membres de cette commission aiment peu, bien qu'ils y soient accoutumés, et son gibier et sa cuisine?

Il n'est donc pas vrai que ce soit moi qui ai *fait des annonces désordonnées*. (Libelle, p. 4.)

Tel est, monsieur et honoré confrère, l'exposé simple et fidèle des faits qui ont constitué le premier épisode de la guerre que j'ai été obligé de soutenir, pour arriver au but légitime et honorable de faire hommage à l'Académie des sciences d'un travail dont il est incontestable que je sois l'auteur. Vous voyez qui j'ai rencontré sur ma route, ce qui m'est arrivé, et les dangers que j'ai courus; peut-être jugerez-vous qu'un peu de police est nécessaire.

DEUXIÈME ÉPISODE.

Scripta manent.

MONSIEUR ET HONORÉ CONFRÈRE,

Les choses en étaient restées où vous les avez vues, lorsque, pour donner à ma communication le complément nécessaire, j'eus l'honneur de prier MM. les commissaires nommés par l'Académie de vouloir bien se rendre chez moi pour voir opérer un malade qui avait la pierre, et, conformément à ce que j'avais annoncé dans mon mémoire, ce malade, opéré le 29 avril, c'est-à-dire trois jours après ma lecture, fut immédiatement débarrassé de sa pierre par mon procédé d'*extraction immédiate* au moyen du *percuteur à cuillers*. Comme cela était naturel, cette opération, qui avait été faite *par son inventeur* sous les yeux des savants qui devaient porter un jugement sur son importance, dut attirer l'attention, et deux journaux, les *Débats* et *l'Époque*, publièrent le fait purement et simplement.

Le surlendemain de cette publication, le 12 mai, il parut dans *l'Époque* et dans d'autres journaux un article communiqué par M. Leroy, ainsi conçu :

> A l'occasion de l'opération de lithotritie dont nous avons parlé dans notre numéro du 10 courant, on nous fait observer que le procédé de l'extraction immédiate des calculs au moyen des brise-pierre à cuillers, importé d'Angleterre comme une nouveauté, est généralement usité en France depuis plusieurs années, et qu'il y a peu de chirurgiens pratiquant cette opération qui n'ait, dans des circonstances favorables, guéri des malades en une seule séance (1). Le mode de tassement des débris de la pierre dans la cavité de l'instrument n'est pas le même pour tous. Les uns, comme M. Heurteloup, se servent d'un marteau et

---

(1) Peut-être quand ils avaient de très-petites pierres; mais ma nouvelle communication avait justement pour but de prouver qu'on pouvait en extraire, au moyen de mes nouveaux perfectionnements, d'un volume considérable.

d'un étau fixé à un lit; les autres, à l'exemple de M. Leroy d'Étiolles (1), emploient un percuteur à détente qui, prenant son point d'appui sur le brise-pierre lui-même, frappe comme le chien d'un fusil, et peut par conséquent se passer de support immobile (2).

Nous ne prétendons pas nous faire juge de ces débats. Une commission est nommée par l'Académie des sciences; il nous paraît convenable d'attendre son rapport.

Ainsi voilà M. Leroy qui, sans provocation aucune, trouve un moyen d'affiche en représentant d'une manière inexacte ce qui était relatif à moi, à mon instrument et à mon système d'extraction; le voilà encore qui tente de faire croire que je ne suis pas l'auteur d'un procédé dont *je lui avais confié l'avenir;* le voilà enfin qui veut faire croire que ce procédé est chose dans le partage de laquelle il doit entrer (3). Outré de cette nouvelle attaque et de cette persévérance à vouloir m'arracher en tout ou en partie ce qui était mon bien, je vis que je n'avais pas d'autre ressource, pour couper court à toutes ces tentatives, que de répondre de manière à mettre à nu les intentions et le peu de sérieux de M. Leroy, et cela ne me fut pas difficile. Voici la lettre que je fis insérer.

A M. le rédacteur de l'Époque.

Paris, 13 mai 1846.

Monsieur,

Permettez-moi de rectifier quelques erreurs qui se trouvent dans un article relatif à l'opération de la lithotritie, inséré dans votre numéro du 12 mai.

Je n'apporte pas d'Angleterre, ainsi que le dit l'article *inséré*, mon *brise-pierre à cuillers* comme *une nouveauté,* puisque je l'ai publié à Paris, en 1833, dans mon ouvrage couronné par l'Institut et intitulé *De la Lithotripsie par percussion.* Je viens seulement, ce que je n'ai pas fait jusqu'à présent, soumettre cet instrument et les nombreux et importants faits pratiques qui en dérivent au jugement de l'Institut, et concourir, *en ma qualité d'inventeur,* pour le prix de l'année prochaine. Je ne vois donc pas à quel titre M. Leroy intervient dans cette question, et pour quel motif il pourrait exister un débat que l'Académie aurait à juger entre ce chirurgien et moi. Il a été

(1) M. Leroy ne donne d'exemple à personne, par la raison que personne ne suit son exemple. L'inventeur du ressort à détente est d'ailleurs Ashton Key, chirurgien anglais, qui a abandonné son invention depuis douze années. M. Leroy est donc tout bonnement le plagiaire d'une chose reconnue mauvaise par son inventeur. C'est être peu.

(2) On voit que M. Leroy fait de la science dans des journaux politiques.

(3) Il n'est donc pas vrai que j'ai été l'*agresseur dans les journaux politiques.* (Libelle, p. 6.)

permis, puisque j'ai publié mon instrument à cuillers il y a treize ans, à tous les chirurgiens de se servir de cet instrument; il leur a été permis également d'en rapprocher les cuillers par toute autre percussion que celle que j'emploie, même par celle d'un ressort, invention anglaise préconisée par M. Leroy; mais tout cela doit-il m'empêcher de briguer la récompense que je dois justement attendre pour un instrument dont l'utilité est consacrée par l'expérience et avouée par les chirurgiens en général et par M. Leroy en particulier?

M. Leroy dit qu'on a pu extraire immédiatement de petites pierres au moyen de mon instrument; des expériences réitérées m'ont prouvé qu'on pouvait en extraire de volumineuses. Si M. Leroy ne reconnaît pas cette puissance de l'instrument, c'est que probablement il n'emploie pas les moyens convenables.

Sans m'attacher à démontrer ce que la percussion au moyen d'un ressort a d'insuffisant et de dangereux, puisqu'il expose à laisser l'instrument dans l'organe, ce qui est arrivé dernièrement, permettez-moi de dire que les changements faits par mon confrère à mes appareils n'ont, à mon avis, de sérieux que l'imprudence et la légèreté apportées dans une circonstance grave qui intéresse la vie des hommes. Voilà ce que M. Leroy d'Étiolles, docteur en médecine, écrit dans son ouvrage intitulé *De la Lithotritie,* page 295, à propos de ces changements: « Ce sont là de bien petites choses, dira-t-on peut-être, pour en « faire tant de bruit dans le public; mon Dieu! je le sais mieux que personne. « Mais il faut, comme l'on dit, *hurler avec les loups,* et M. C..., en établissant « sa renommée par le journalisme et le compérage, nous a mis dans l'obligation, « pour combattre à armes égales, de faire insérer de temps en temps, par nos « amis, dans les journaux politiques, des articles à notre louange, dans lesquels « toutes *nos petites améliorations de détail deviennent des perfectionne-« ments d'une haute importance.* C'est au printemps surtout, époque des opé-« rations, que la Renommée embouche sa trompette pour les hommes à spécia-« lités: au moment où les malades vont faire un choix, il est bon, en effet, « d'attirer leur attention en leur vantant l'excellence de sa méthode et l'adresse « de sa main (1). »

Comme ce singulier passage n'a pas besoin de commentaire, je me borne à le transcrire pour faire donner par M. Leroy lui-même la raison de l'ardeur qu'il met à faire croire qu'il est pour quelque chose dans mes travaux. Je regrette d'avoir communiqué ces travaux à l'Institut dans une saison que mon confrère avait cru devoir préférer pour emboucher sa trompette; dorénavant, j'en choisirai, pour lui être agréable, une autre que le printemps.

J'ai l'honneur d'être, etc. Baron HEURTELOUP.

A cette lettre un peu sévère, je l'avoue, mais dont M. Leroy seul fournissait l'argumentation, mon adversaire reprit la série des personnalités qu'il m'avait adressées dans la *Gazette des hôpitaux*, et auxquelles j'avais eu la générosité de ne pas répondre.

---

(1) M. Leroy appelle la copie que j'ai faite de ce passage de son livre un factum. Il écrit dans son libelle, page 8 : « Ce dernier factum n'était que méprisable, et je l'ai dédaigné. » Comment, monsieur Leroy, vous dédaignez ce que vous avez écrit? Vous êtes bien modeste, ou ... bien difficile.

A M. le rédacteur de l'Époque.

Paris, 17 mai 1846.

Monsieur,

J'ai lieu d'être surpris de l'attaque violente (1) et si peu motivée dont je suis l'objet dans votre numéro de ce jour de la part de M. le baron Heurteloup. Il paraît que son long séjour en Angleterre lui a rendu familière une forme de polémique dont je me garderai bien d'user à son égard. Je m'efforcerai donc de faire sentir, dans les termes les plus polis, à mon noble confrère, que son ton de Palmerston avec moi pourra bien paraître tant soit peu ridicule et déplacé; que l'ayant précédé de plusieurs années dans la lithotritie, ce qui est incontestable, il n'est pas logique de dire que je me suis associé à ses travaux, puisque c'est lui qui s'est associé aux miens; que personne ne se méprendra sur le sens du passage qu'il a extrait de l'un de mes ouvrages, dans lequel, il y a dix ans, je plaisantais un autre chirurgien sur ses publications printanières. Bien que ma franchise soit grande, je n'en suis pas encore arrivé à ce degré de naïveté de parler ainsi de mes propres écrits. Je laisse donc à l'intelligence des lecteurs le soin de rétablir les rôles méchamment plus encore que malicieusement intervertis; ce ne sera pas ma faute si, pendant qu'ils sont en train de raisonner, il font tout naturellement à mon noble confrère, à l'occasion de la réclame (2) insérée par lui il y a peu de jours dans tous les journaux politiques, l'application du passage qu'il a cru devoir exhumer.

Quant au fait raconté par M. le baron Heurteloup, d'un instrument que l'on n'aurait pas pu fermer et qui serait resté dans les organes, j'affirme qu'il ne s'est jamais rencontré dans ma pratique. Je pourrais ajouter que, sur ce point, mon noble confrère s'est trompé de besace, et qu'il a cherché dans celle de devant ce qu'il eût trouvé dans celle de derrière; mais je veux conserver le droit de lui dire que, le fait dont il parle fût-il vrai, sa publication dans un journal politique est un crime de lèse-médecine, parce qu'il nuit à notre science sans aucun profit pour l'humanité. De ce que, dans une opération sur mille, un instrument viendrait à se briser, s'ensuivrait-il que la méthode fût défectueuse et l'opérateur un imprudent et un maladroit? Aucune chose en ce monde, même des meilleures, n'est exempte d'un mauvais côté. S'attacher à mettre en lumière ces imperfections sans utilité est le fait des esprits mesquins et jaloux. Comment M. Heurteloup, riche d'esprit et d'invention, s'est-il méconnu et oublié au point de les imiter?

Le corps médical, qui pendant vingt ans nous a vus marcher d'un commun accord, M. Heurteloup et moi, qui peut lire à chaque page de nos ouvrages les démonstrations d'une amitié réciproque, est bien surpris, sans doute, d'une rupture aussi soudaine et aussi violente. Cette rupture, qui n'est nullement de mon fait, m'a frappé d'étonnement (3) tout le premier; je n'en ai pas tout d'abord deviné les motifs, puis plus tard j'ai cru les découvrir dans la position scienti-

---

(1) J'attaque violemment M. Leroy, parce que je cite son ouvrage. M. Leroy peut citer les miens, et je ne me plaindrai pas.

(2) Notez que M. Leroy ne trouve rien de plus injurieux que d'accuser les autres de faire ce qu'il fait.

(3) M. Leroy croit-il donc être *surpris*?

tique actuelle de M. Heurteloup. Pendant quelques années, il a déserté la pratique de la médecine pour se livrer au perfectionnement des armes de guerre, excursion qui, du reste, lui a été profitable, puisqu'elle lui a valu 300,000 roubles de l'empereur de Russie. Aujourd'hui, par suite de circonstances que j'ignore, il paraît vouloir rentrer dans le giron de la science. Il avait à choisir entre deux manières de le faire : l'une calme et modeste, l'autre retentissante; c'est cette dernière qu'il a préférée, et il marche résolument dans cette voie. Mémoire à l'Institut pour rajeunir une méthode déjà ancienne; présentation comme chose nouvelle et surprenante d'un procédé opératoire que les chirurgiens appliquent tous les jours, en France, depuis huit ans (1); lettres dans les journaux de médecine et les journaux politiques : rien n'y manque. Mais comme, pour entretenir une correspondance, il faut un interlocuteur, M. Heurteloup m'a provoqué (2) depuis deux mois pour m'amener à lui en servir. Quoique cette préférence puisse flatter mon amour-propre, je suis forcé de lui dire qu'il ne me convient pas d'accepter ce rôle; je l'engage donc à chercher une autre personne pour lui fournir la réplique (3).

Quant aux questions de priorité d'invention et de prééminence d'une méthode sur une autre, les abonnés de *l'Époque* me pardonneront, j'espère, de ne pas les enlever à l'Académie pour les porter à leur tribunal (4).

J'ai l'honneur d'être, etc. LEROY D'ÉTIOLLES.

Ma réponse, nécessitée par le besoin de ne pas rester sous l'impression que pouvaient produire dans un public nouveau toutes les divagations malveillantes que M. Leroy reproduisait (5), fut celle-ci :

A M. le rédacteur de l'Époque.

Paris, 19 mai 1846.

Monsieur,

Dans une lettre que M. Leroy d'Étiolles vient de publier dans votre numéro de dimanche, il dit que c'est moi qui ai provoqué *la rupture de l'amitié réciproque qui existait depuis vingt ans entre nous.* Pour réponse à cette accusation, je commencerai par citer ces mots qui se trouvent à la page 337 d'un *recueil de lettres et de mémoires,* qu'il a publié en 1844 : « En repartant pour « l'Angleterre, dit-il, mon ami Heurteloup me confia l'avenir de son procédé en « France, et je crois pouvoir dire que je me suis acquitté de cette mission selon « ses désirs. » Donc M. Leroy avoue qu'il était le dépositaire de mes procédés.

Quand je suis revenu à Paris, il y a quelques mois, j'ai trouvé que M. Leroy

---

(1) Cela n'est pas difficile, j'ai publié ce procédé depuis treize années : cela prouve que M. Leroy a été six ans à réfléchir.

(2) Fausseté indigne.

(3) Comme on le voit, tout cela est le contre-pied de la vérité.

(4) Toujours le système de se présenter au public comme un concurrent, dans un travail où M. Leroy n'est pour rien.

(5) Il n'est donc pas vrai que ce soit moi qui *ai mis dans la discussion de la violence et du mauvais ton.* (Libelle, p. 6.)

avait, pendant mon absence, employé un instrument (le *percuteur à cuillers*), défini dans le livre que je lui avais remis à mon départ, en changeant le nom de cet instrument. J'ai trouvé encore qu'il en citait l'emploi dans ses écrits sans jamais dire que j'en fusse l'auteur. Dernièrement, lorsque j'allais entretenir l'Académie des sciences des perfectionnements que j'ai donnés à cet instrument, et de la manière d'en tirer le plus grand parti possible; quand j'allais communiquer à ce corps savant les nombreux faits que, pendant treize années, j'avais recueillis pour en démontrer l'importance, M. Leroy, toujours sans dire que j'en fusse l'inventeur, est venu entretenir l'Académie de cet instrument avant moi, devant moi, et malgré toutes mes protestations. Non content de cela, il a envoyé dans les journaux des articles communiqués qui font supposer qu'il est pour quelque chose dans cette invention, et que l'Académie des sciences a à se prononcer, à son sujet, entre lui et moi. D'après cet exposé, M. Leroy peut-il être *surpris* que je me défende? a-t-il le droit de se poser en victime et de dire que *je l'attaque?*

M. Leroy prétend que j'ai déserté la médecine. Si cela était, comment apporterais-je, à l'appui de mon procédé d'extraction immédiate, 121 cas de guérison? Si j'ai reçu, non pas comme le dit M. Leroy, 300,000 roubles, mais bien 400,000, pour avoir *perfectionné les armes de guerre*, cela ne peut que m'honorer; mais cela ne prouve pas ma désertion du *giron de la science*, attendu que, si un généreux souverain m'a donné des marques d'une grande munificence, cette munificence s'appliquait plus spécialement à la lithotripsie, car c'est d'après le désir qu'a daigné exprimer S. M. l'empereur de Russie, que j'ai démontré cette opération nouvelle aux médecins civils et militaires rassemblés par ses ordres à Saint-Pétersbourg et à Moscou. Si d'ailleurs on désertait le *giron de la science* pour s'être occupé de choses qui lui sont étrangères, qui, plus que M. Leroy, pourrait être qualifié de déserteur?

En revenant m'établir dans mon pays, et ayant toujours pratiqué la médecine, je ne vois pas pourquoi j'aurais dû faire une rentrée quelconque; mais puisque rentrée il y a, j'eusse voulu la faire *calme et modeste*, comme le dit plaisamment M. Leroy. Si je la fais *retentissante*, c'est bien sa faute, car la publicité est le seul moyen que j'ai de résister aux conséquences de son inexplicable procédé. Un homme qu'on dépouille est rarement silencieux: je crie, et M. Leroy dit que je fais une réclame.

Il est vrai que M. Leroy, à l'exemple de M. Gruithuisen (1), l'inventeur de la

---

(1) M. Leroy dit dans son libelle, page 14, que M. Gruithuisen, l'auteur de la méthode lithotriptique, *n'a élevé aucune réclamation contre la décision de l'Institut*. Je ferai observer : 1° que l'Académie des sciences n'a pu dire avec justice que M. Leroy fût l'inventeur de la lithotripsie, car elle se serait mise en contradiction avec l'évidence imprimée; 2° que M. Gruithuisen, que j'ai eu l'honneur de voir il y a trois années à Munich, ne m'a pas paru savoir que M. Leroy existât. Du reste, M. Gruithuisen m'a fait la grâce de me donner la sonde droite de verre avec lequel il sonda son premier malade. Dans mon ouvrage, je réimprimerai le mémoire de M. Gruithuisen, qui, comme l'on sait, a pour titre cette demande qui est bien désespérante pour ceux qui, à l'exemple de M. Leroy, élèvent des prétentions à l'invention de la méthode lithotriptique; ce titre le voici: *Doit-on renoncer à l'espoir que l'on avait autrefois de pouvoir un jour détruire les pierres dans la vessie par des moyens soit mécaniques*,

lithotritie, m'a précédé en s'occupant d'instruments qu'il n'a pas su appliquer; mais il ne m'a pas précédé comme opérateur, car je suis, après M. Civiale, qui a opéré, en 1824, le premier avec un procédé dans l'enfance, comme cela devait être, le second de tous les chirurgiens qui aient pratiqué cette opération, et M. Leroy n'est venu que longtemps après moi. Ce chirurgien a oublié, à ce qu'il paraît, le cas de Pierre Hunaut, de Châteaudun, opéré par moi, le 12 janvier 1826, devant MM. les docteurs Jouanneau et Pasquier fils, et sur lequel je consentis à ce que M. Leroy fît ses premières armes. Ce fait prouve encore que ce n'est pas moi qui me suis, comme il le prétend, associé à ses travaux; c'est, au contraire, lui qui s'associe aux miens au delà de ce qui est nécessaire, et c'est ce dont je me plains. Si c'est moi, d'ailleurs, qui me suis associé aux travaux de M. Leroy, comment se fait-il que c'est lui qui m'imite, et qu'il se soit chargé *de l'avenir de mes procédés?* comment se fait-il encore que rien de lui ne soit resté dans la science, et que toute cette opération repose maintenant sur mes travaux?

Relativement au fait du brisement d'un instrument, je n'ai pas dit que cela fût arrivé à M. Leroy, et je n'ai fait aucune allusion à ce chirurgien. Si j'ai cité cet accident arrivé plusieurs fois, et dont j'ai trouvé des relations dans le *Bulletin général de thérapeutique médicale* du mois de février et de mars de cette année, c'est que j'avais besoin de montrer les fâcheuses conséquences de certaines altérations faites à mes procédés; M. Leroy n'est donc pas autorisé à dire que j'aie commis un crime auquel il donne le nom de *lèse-médecine*.

Quant à la méchanceté dont M. Leroy m'accuse, je fais remarquer qu'il n'y a aucune méchanceté de ma part à citer un passage qui prouve ce que j'ai besoin de prouver, c'est que M. Leroy n'est pas sérieux dans les changements qu'il fait subir à mes appareils. M. Leroy dit, à propos de ce passage, qu'il *plaisantait un confrère sur ses publications printanières*; mais, pour plaisanter son confrère, M. Leroy avait-il besoin de l'imiter?

Je regrette profondément d'être forcé d'insérer cette lettre dans un journal politique, mais il faut que je me défende là où l'on m'attaque.

J'ai l'honneur d'être, etc. Baron HEURTELOUP.

Vous voyez, monsieur, que le ton de cette lettre est modéré quoique ferme; mais, pour vous montrer combien encore j'ai voulu ménager M. Leroy, permettez-moi de vous faire faire deux remarques importantes : la première, c'est que vous avez dû voir que le grand cheval de bataille de mon adversaire est que je me suis occupé d'armes

---

soit chimiques? Or, M. Gruithuisen date de 1813, et M. Leroy de 1842. M. Gruithuisen a trouvé, en 1813, la sonde droite, le trépan avec sa tige, la poulie, l'archet, et une anse de fil de cuivre pour saisir la pierre : c'est pourtant quelque chose. A propos de M. Gruithuisen, remarquez, monsieur et honoré confrère, que M. Leroy vous donne la figure d'un perforateur en fer de lance, comme étant la seule figure publiée par l'auteur bavarois; mais M. Gruithuisen a aussi donné la figure d'une fraise en forme de trépan, ce qui établit entre les instruments de M. Gruithuisen et ceux avec lesquels on a perforé la pierre, dans le procédé appelé *lithotritie*, une identité presque parfaite.

de guerre; d'où M. Leroy conclut que, parce que je me suis occupé de choses étrangères à la science, j'ai déserté son giron (1). Remarquez que, bien que ce soit la seconde fois que M. Leroy fait sonner ce grave reproche, je me contente de lui répondre par une phrase bien douce. Si vous considérez que, dans son libelle, M. Leroy revient encore là-dessus, vous le trouverez sans doute bien peu digne et bien peu généreux, surtout lorsque vous saurez que personne plus que lui n'a été infidèle à cette science au giron de laquelle il paraît si fort attaché. Et d'abord, M. Leroy, qui m'accuse assez naïvement, il faut le dire, d'être plus connu dans les ministères des puissances étrangères comme armurier que comme médecin, a fait et présenté au comité d'artillerie un pistolet de son invention; il lui a présenté également une bombe d'une nature particulière : il est vrai qu'on ne lui a rien donné pour cela, mais enfin l'intention était d'obtenir quelque chose. Il n'y a personne de ceux qui connaissent M. Leroy qui ne sache qu'il s'est occupé de chemins de fer, de machines à vapeur à réaction, d'appareils de vidange, de fontaines filtrantes, de fer galvanisé... que sais-je, moi? A l'époque où je lui donnai le secours de ma petite expérience pour lui faire appliquer passablement les instruments de la lithotripsie, chose à laquelle il était alors assez réfractaire, de quoi s'occupait-il donc?... Ah!... oui : il faisait, de sa main, des bour-

---

(1) Voici ce qui a donné lieu à cette croyance que je me suis occupé, d'une manière particulière, d'armes de guerre. J'avais imaginé, pour l'appliquer à plusieurs usages, d'obtenir du feu instantanément. Ce moyen consistait à mettre de la poudre détonnante dans un petit tube d'étain qui, aplati, formait une petite bande dont l'extrémité, retranchée du reste et frappée sur une petite enclume, donnait du feu par la percussion d'un ressort qui portait une lame; cette lame était destinée à couper le bout de la bande fulminante, dont l'extrémité était avancée au-dessus de l'enclume au fur et à mesure du besoin. Ce procédé si simple me servit d'abord à faire un briquet; mais bientôt on pensa que ce serait un excellent moyen appliqué à l'amorcement des armes à feu. Tout le monde sait que j'ai présenté ce système d'amorcement à l'Académie des sciences aussitôt que je l'ai eu inventé; tout le monde sait que ce procédé a été décrit et breveté ici en France; tout le monde sait les démarches publiques que j'ai faites auprès du gouvernement pour lui faire adopter ce système; tout le monde sait enfin qu'il a fait partie de la dernière exposition des produits de l'industrie. Quand cela est si connu, si public, comment M. Leroy a-t-il pu se résoudre à appeler sur moi la haine de mes concitoyens en disant que *j'ai reçu de l'argent comme escompte du sang français que* MON INVENTION DE FUSILS *pourra faire verser un jour!!* Ah! monsieur Leroy, de quel démon êtes-vous possédé? que vous ai-je donc fait? Comment! la crainte de perdre un peu d'argent vous rend fou? vous avez donc de grands besoins?

relets... oui, des bourrelets pour les enfants..., et il en vendait... en paille et en baleine; tout le monde sait cela. Pour le moment, M. Leroy s'occupe de tableaux : à Dieu ne plaise que j'y trouve à redire ! personne, certes, ne désire plus que moi qu'il réussisse. On voit donc que toutes ces circonstances, dont je tais les plus curieuses, prêtaient à une foule de plaisanteries qui auraient été d'autant plus piquantes que M. Leroy se montre très-intolérant. Eh bien ! je n'ai pas fait ces plaisanteries : d'abord, par retenue, et puis, parce qu'il est loin de mes idées de prétendre que d'être ingénieux et industrieux soit un crime qui mérite blâme ou punition. Si je dis tout cela à présent, ce n'est pas parce qu'il est dans mon intention de rendre M. Leroy plus ridicule qu'il ne l'est, mais pour prouver que, bien loin d'avoir été l'agresseur envers lui, je l'ai toujours ménagé.

Tenez, en voici encore une preuve : M. Leroy, comme vous l'avez vu, crie par-dessus les toits que j'ai publié qu'il avait brisé des instruments dans la vessie de quelques malades, et *il affirme* (1) que jamais un tel accident ne s'est rencontré dans sa pratique. Mais pourquoi donc m'accuse-t-il de dire une chose que je n'ai dite nulle part? serait-ce pour profiter de l'occasion pour aller au-devant d'une rumeur qui lui fait du tort? Venir me dire que j'ai fait un crime de *lèse-médecine* a cependant quelque importance, et peut nuire à mon caractère. Eh bien ! voyez, monsieur, comme j'ai été bon : j'ai mieux aimé supporter ce reproche non mérité que de donner à M. Leroy, dans un papier public, la preuve qu'il manque de mémoire. Si on ouvre le *Bulletin général de thérapeutique* de février 1846, on trouve que M. Leroy a brisé un dernier instrument à l'hôpital Saint-Antoine, en décembre 1845, en employant son ressort, et on voit que M. Leroy n'a pas réclamé; on trouve également, dans ce bulletin, que M. Leroy laissa dans la vessie d'un septuagénaire une portion d'instrument, et M. Leroy n'a pas réclamé; on trouve encore, dans ce même bulletin, qu'il brisa dans la vessie d'un enfant l'instrument dont il se servait, et M. Leroy n'a pas réclamé. Avait-il donc peur, s'il réclamait, que ses malheurs ne fussent trop en vue?... Je ne sais. Eh bien ! voyez encore ma retenue : au reproche injuste qu'il m'adressait, et qui tendait

---

(1) « Quant au fait d'un instrument dont parle M. le baron Heurteloup, et qui « serait resté dans les organes, *j'affirme* qu'il ne s'est jamais rencontré dans « ma pratique. » (Libelle, page 6.)

à faire croire que j'étais coupable vis-à-vis de lui d'une indiscrétion, je pouvais avoir la malice de citer les cas dont je parle plus haut; eh bien, je ne l'ai pas fait. J'ai donc encore, sous ce rapport, montré beaucoup de ménagement pour M. Leroy. Ne pouvais-je pas ajouter que s'il est arrivé trois accidents aussi graves dans le peu d'opérations pratiquées en public par M. Leroy, il y a tout lieu de supposer que, dans la pratique privée, où il opère davantage, cet accident doit lui arriver plus souvent? Pourquoi donc ce chirurgien se fâche-t-il de ce que je cherche à éloigner de mon opération toutes ces causes de discrédit, et que je l'engage à l'avenir à être plus prudent et moins léger? C'est pourtant pour son bien que je lui dis cela (1).

---

(1) M. Leroy veut faire croire dans son libelle, page 19, qu'un accident pareil m'est arrivé; cependant il sait mieux qu'un autre que cela est inexact. Mais pour couper court à ces bruits malveillants, je reproduis ici une lettre de réclamation qui est insérée dans le cahier du mois de mars 1846, et que j'écrivis pour relever la même *erreur* commise par M. Civiale.

Voici cette réclamation :

Monsieur le rédacteur,

Permettez-moi de dire quelques mots relativement à l'article que vient de publier M. Civiale dans votre dernier numéro, sous le titre : *De la Fracture et de la déformation des instruments lithotriteurs*.

Le fait d'un instrument qui se serait brisé dans la vessie d'un malade pendant une de mes opérations, et qui aurait nécessité que l'on taillât ce malade, est contraire à la vérité. Si M. Civiale eût, comme il le pouvait, puisé ses renseignements à une autre source que dans une rédaction faite par son ancien aide, il n'eût pas commis *cette erreur*.

Jamais, dans mes longs travaux et dans mes innombrables essais depuis vingt-quatre ans, un accident de ce genre ne m'est arrivé. Dans le cas auquel M. Civiale fait allusion, et *qui date de quatorze années* *, il ne s'est agi que de faire une boutonnière, *à cinq pouces du méat urinaire*, pour replacer une pièce qui s'était dérangée *dans le milieu de la partie droite de l'instrument*, et empêchait de le retirer sans produire des désordres que je voulais éviter. Si la taille a été pratiquée, c'est que je l'ai jugée utile dans l'intérêt du malade, qui, âgé de quatre-vingt-deux ans, n'aurait pu attendre sans inconvénient, avec une pierre brisée dans la vessie, que la boutonnière fût cicatrisée.

L'instrument que j'employais alors était l'un des premiers *percuteurs courbes* que j'ai mis en usage en 1832; conséquemment sa construction demandait des perfectionnements qui ont été faits, puisque j'ai eu le prix de l'Académie des sciences pour cet instrument en 1833.

* *Quatorze années*, c'est-à-dire une année avant que je n'eusse présenté le *percuteur courbe* à l'Institut, et conséquemment avant que je n'eusse considéré cet instrument comme né! Ces messieurs voudraient apparemment que les enfants naquissent à trente ans.

Mais revenons à notre correspondance de *l'Époque*.

Vous avez dû voir, monsieur et honoré confrère, qu'à des lettres d'un goût et d'une logique assez hasardés, j'avais opposé une lettre

---

Il est également contraire à la vérité que, comme l'avance M. Civiale malgré l'évidence, *l'instrument courbe à pignon et fenêtré*, qu'il dit se briser souvent dans la vessie des malades, soit de moi. Si M. Civiale, ou d'autres chirurgiens peu familiers avec mon système d'opérations, se servent de cet instrument, je ne saurais qu'y faire. Il faudrait que ces messieurs comprissent que, puisque cet instrument est *fenêtré*, il doit être faible; car *fenêtre* veut dire perte de substance, ce qui implique *faiblesse*. Or, s'il est faible, pourquoi ne se briserait-il pas? Je n'ai jamais fait ni usé d'*instrument courbe à pignon et fenêtré;* conséquemment les exemples de rupture que l'on donne doivent d'autant moins me regarder que je trouve horriblement vicieux et dangereux cet instrument et la manière de le mettre en usage.

Je proteste donc contre l'abus dont on se rend coupable en lui donnant mon nom.

Mon *percuteur courbe à marteau*, pour lequel l'Académie des sciences m'a donné le prix en 1833, n'a ni pignon ni fenêtre qui l'affaiblissent. Depuis quatorze ans que je m'en sers, il ne s'est jamais brisé ni faussé, et il ne peut ni se briser ni se fausser, puisque le marteau avec lequel j'opère est une fois plus léger que le marteau qui a servi à éprouver l'instrument. Or, cette épreuve, faite *à outrance*, avec *un pouvoir double*, est décisive quant à la sécurité.

C'est ce que je suis prêt à démontrer à ceux de mes confrères qui désireront avoir quelques renseignements de moi. Revenu maintenant à Paris, mon intention est de faire sortir mon opération de l'ornière vicieuse dans laquelle je la trouve.

J'ai l'honneur, etc. Baron HEURTELOUP.

J'ajoute à cette pièce une pièce plus importante : c'est une lettre adressée à Dupuytren, en 1833, par M. le docteur Hume, médecin du duc de Wellington, et par M. Brodie, qui tous les deux se trouvaient présents quant j'opérai sur le malade en question. On verra que si la taille a été pratiquée, ce n'est pas parce qu'un instrument devait être extrait de la vessie, mais bien parce que je l'ai jugée utile et profitable au malade.

Lettre adressée par M. le docteur Hume à M. le baron Dupuytren, et signée par M. Brodie.

Monsieur le baron,

M. Heurteloup nous ayant fait connaître que l'on avait envoyé à l'Institut une relation infidèle de l'opération qu'il avait pratiquée devant nous sur le colonel Rawken, et nous ayant dit en même temps que vous vous occupiez spécialement d'examiner les travaux qu'il avait exécutés en Angleterre, spécialement au traitement des calculeux, nous prenons la liberté, *d'après son invitation*, de vous adresser les renseignements sur ce qui s'est passé dans ce cas.

Nous certifions qu'il n'a nullement été question d'extraire de la vessie du malade un instrument rompu, que seulement les branches de l'*instrument à*

mesurée, mais à laquelle il était peu facile de répondre : cependant il fallait que mon adversaire répondit, car son principe est de répondre toujours ou de faire semblant; mais faire une réponse à une lettre qui n'en comportait pas était au-dessus de ses forces. A bout de moyens, et sous prétexte que j'avais *rabaissé ses titres scientifiques,* M. Leroy simule la réponse désirée en exposant sous les yeux du public la liste de ses prétendus titres : c'était profiter de l'occasion. En disant que sa *dignité médicale* l'engage à ne pas prolonger une si déplorable polémique, il annonce qu'il veut la cesser. Mais comme mon but n'est pas d'allonger cet exposé de choses qui sont étrangères à mon sujet, je me dispense de placer ici le placard de M. Leroy. Je

---

percussion, que le baron Heurteloup commençait à employer alors, se sont écartées de 5 lignes à peu près, ce qui a déterminé l'opérateur * à faire une incision à l'urèthre, afin de pouvoir faire sortir par cette ouverture les branches pour les rapprocher et de retirer l'instrument sans s'exposer à distendre le canal outre mesure. En effet, ces branches rapprochées**, l'instrument a été retiré immédiatement et sans peine en entier, et si l'opération de la taille a été pratiquée après que l'instrument a été retiré, ce n'est pas parce qu'elle a été jugée urgente, mais seulement parce qu'elle a été jugée plus favorable au malade.

Nous ajoutons, de plus, que si la taille a été faite dans cette circonstance, ce n'a été que d'après la proposition de M. Heurteloup, et que si cette opération n'a pas eu un résultat heureux, il faut l'attribuer en grande mesure à l'âge avancé du malade, car il n'a succombé que deux mois après l'opération avec la plaie presque cicatrisée, rendant les urines par l'urèthre et sans autre cause de mort qu'une débilité extrême.

Nous affirmons enfin que, bien que M. Heurteloup n'ait attaqué la pierre volumineuse que contenait la vessie du malade en question que pendant une ou deux minutes, cette pierre, malgré sa consistance, était brisée en plusieurs fragments lorsque nous avons procédé à son extraction.

Nous ne croyons faire qu'un acte de justice envers M. le baron Heurteloup, en disant qu'il s'est conduit d'une manière très-honorable dans toute cette affaire, ayant souvent fait visite à M. Rawken pendant sa longue maladie, et étant très-bien reçu de lui.

Nous avons l'honneur, etc.

S.-N. Hume, doct. méd. ; B.-C. Brodie.

* L'opérateur, c'était moi ; c'est donc moi qui ai fait l'incision à l'urèthre. Maintenant pourquoi M. Leroy dit-il dans son libelle : *M. Brodie, qui était présent, imagina de faire une incision au périnée*, etc. Si quelqu'un *imagine*, on voit que ce n'est pas M. Brodie.

** J'ai expliqué plus haut que c'est dans leur partie droite que les branches avaient dévié.

me contentai, pour clore cette désagréable discussion, d'envoyer cette courte lettre :

A M. le rédacteur de l'Époque.

Paris, 22 mai 1846.

Monsieur,

Puisque la *dignité médicale* de M. Leroy d'Étiolles l'engage à mettre sous les yeux du public ses titres scientifiques, je dirai à mon tour que de tout cela il ne reste rien dans la science.

Je conçois l'impossibilité où se trouve M. Leroy de persister dans une discussion qu'il doit, en effet, trouver déplorable pour lui. Quant à moi, j'ai gagné à cette discussion l'avantage de me conserver l'invention d'un procédé utile et pour lequel j'aurais pu choisir un meilleur dépositaire.

J'ai l'honneur, etc. Baron HEURTELOUP.

Remarquez, monsieur, qu'à la fin de cette lettre se trouvent ces mots : « Quant à moi, j'ai gagné à cette discussion l'avantage de me « conserver l'invention d'un procédé utile et pour lequel j'aurais pu « choisir un meilleur dépositaire. » Remarquez encore que ce mot *dépositaire* existe dans la lettre que j'avais déjà écrite le 20 mai, et dont le premier paragraphe finit par ces mots : « Donc M. Leroy « avoue qu'il était le dépositaire de mes procédés. » Ainsi, M. Leroy avait accepté ce mot en n'y répondant pas; car si ce mot l'eût choqué, il eût trouvé beaucoup plus avantageux de le repousser que d'afficher ses titres scientifiques. Eh bien ! c'est sur ce mot, qu'il avait d'abord trouvé fort innocent, qu'il s'imagine, dans le désespoir de sa cause, de bâtir la plus étrange supposition pour continuer son système d'attaque et trouver l'occasion de me jeter une insulte, arme commune de ceux qui ont tort; c'est sur ce mot qu'il revient avec rage, comme vous le verrez dans la prochaine lettre que M. Leroy va adresser au rédacteur de *l'Époque*.

Mais avant d'en venir là, il passa dans la tête de M. Leroy une singulière idée. Il s'imagina de m'envoyer, par un de nos amis communs, une espèce de copie de lettre que, selon lui, je devais publier pour donner une explication relativement au mot *dépositaire* que j'avais employé. Je trouvai la demande surprenante, puisque, par l'exposé des faits, l'explication était toute donnée, et je me refusai à accepter une rédaction dont le fond et la forme étaient complétement contraires à la vérité et à ce que je pensais; cependant, comme je voulais ne pas désobliger M. Leroy, je précisai, en restant dans le vrai, ce que j'avais entendu dire par le mot *dépositaire*.

Voici ces deux lettres, qui sont les dernières qui furent écrites dans le journal *l'Époque*, et qui furent la clôture d'une correspondance qui fut, comme vous voyez, bien pénible.

Voici la lettre que M. Leroy envoya au rédacteur de *l'Époque*, et comme ce dernier la trouva inconvenante, il se refusa à l'insérer, et ne le fit que sur une sommation par huissier (1).

A M. le rédacteur de l'Époque.

Paris, 29 mai 1846.

Monsieur,

La lettre du 23, dans laquelle M. Heurteloup a insinué la qualification de *dépositaire infidèle*, n'était plus de nature à être discutée dans un journal. Aussi me suis-je adressé directement à son auteur pour obtenir une explication de sa pensée qui ne permît pas une interprétation injurieuse. Cette demande, faite dans les termes les plus modérés, présentée par une personne du caractère le plus conciliant, n'ayant obtenu qu'une réponse évasive, je me vois forcé, après deux jours laissés à la réflexion, de dire publiquement que M. Heurteloup a déloyalement faussé le sens de paroles trop amicales (je le reconnais aujourd'hui à regret (2)), et de lui donner, sur le fait d'une communication confidentielle ou d'un dépôt quelconque, le démenti le plus formel.

Je regrette, pour plus d'un motif (3), d'avoir occupé tant de place dans votre journal, et vous remercie de votre entremise (4), à laquelle, on le comprend, je ne dois plus désormais avoir recours (5).

J'ai l'honneur d'être, etc. LEROY D'ÉTIOLLES.

Remarquez, monsieur, que je n'ai dit nulle part que j'eusse fait une *communication confidentielle quelconque* à M. Leroy, ou

(1) Il n'est donc pas vrai que ce soit moi qui ai mis dans la discussion *de la violence et du mauvais ton*. (Libelle, p. 6.)

(2) M. Leroy *reconnaît à regret* qu'il a laissé la possibilité de prouver *sa déloyauté*, qui, comme on le voit, est plus évidente que celle dont il m'accuse. Ce regret est tout simple.

(3) Lorsque ces messieurs font des choses plus qu'inconvenantes, et qu'on les relève, ils *regrettent*, ils se *plaignent*, ils sont *très-affectés*, etc. Cela est touchant !

(4) *Entremise*... par sommation d'huissier ! — M. Leroy est quelquefois bien inspiré dans ses expressions.

(5) Par la raison toute simple qu'il a été signifié à M. Leroy qu'on ne recevrait plus ses lettres.

que je lui eusse *remis un dépôt quelconque*. Ce sont des phrases qu'il fabrique pour avoir la possibilité de leur donner un démenti.

Voici ma réponse :

Au même.

Paris, 30 mai 1846.

Monsieur,

Dans la lettre que vous a adressée hier M. Leroy d'Étiolles, il trouve bon d'avancer que je l'ai qualifié de *dépositaire infidèle*, quoique j'aie dit seulement que *j'aurais pu choisir un meilleur dépositaire*. Comme ces derniers mots sont pleinement justifiés par le passage déjà cité de l'ouvrage de M. Leroy, je le reproduis : « *Mon ami* Heurteloup, dit-il, en repartant pour l'Angle-« terre, me CONFIA l'avenir de son procédé en France, et je crois pouvoir dire « que je me suis acquitté de cette *mission* selon ses désirs. » Or, comme cette *mission* CONFIÉE à M. Leroy n'a pas été remplie *selon mes désirs*, puisque M. Leroy, pendant mon absence, a changé le nom de mes instruments, en a parlé dans ses écrits sans jamais dire que j'en fusse l'auteur, s'est mis à ma place pour les présenter à l'Académie des sciences, et enfin les a imprudemment modifiés, dans un but qui n'a rien de scientifique, j'ai bien le droit, ce me semble, sans être taxé de *déloyauté*, d'exprimer encore mon regret de ne pas avoir mieux placé ma confiance.

C'est donc à cette confiance ainsi aventurée que j'ai fait allusion quand j'ai dit que *j'aurais pu choisir un meilleur dépositaire*. Je persiste dans cette opinion, en m'appuyant sur les propres paroles de M. Leroy d'Étiolles. Son démenti devient dès lors sans but, sans objet, et ne peut m'atteindre.

Tel est, monsieur, le sens de la réponse que j'ai faite à l'envoyé, effectivement *très-conciliant*, de M. Leroy. Vous voyez que cette réponse est très-claire, très-nette, et surtout n'a rien d'*évasif*.

J'espère maintenant que M. Leroy, qui annonce toujours qu'il n'écrira plus, et qui écrit toujours, s'occupera enfin d'objets plus importants, et se présentera devant la commission nommée pour juger nos travaux, pour prouver, si cela lui est possible, ce qu'il a avancé dans sa lecture à l'Académie.

J'ai l'honneur, etc. Baron HEURTELOUP.

Vous voyez bien, monsieur, que si M. Leroy a adressé un démenti à quelqu'un, ce n'est pas à moi. Je n'ai dû voir dans sa lettre, comme vous le pensez bien, qu'une tentative d'insulte faite par une personne mal apprise, en mal de colère, et rien de plus. Ma réponse fait foi de mon indifférence.

TROISIÈME ÉPISODE.

Scripta manent.

MONSIEUR ET HONORÉ CONFRÈRE,

Enfin, j'ai fini de vous conter les misères parmi lesquelles il m'a fallu passer pour arriver au but bien légitime de me faire reconnaître comme le véritable inventeur d'un instrument et d'une méthode utiles. Je vous ai conté jusqu'à présent mes batailles ; il faut maintenant que je fasse davantage, il faut que j'en livre une sous vos yeux. Prêtez-moi donc, à défaut d'un intérêt que je serais heureux de vous inspirer, une attention que votre bonté et votre obligeance ne peuvent manquer de m'accorder. Peut-être cette attention vous portera-t-elle profit, car elle vous servira à rendre clair ce qu'un pamphlet écrit et combiné pour l'affiche a dû fort embrouiller. Je ne compte donc pas, pour vous convaincre, sur autre chose que sur une exposition toute simple de ce qui est véritablement; cette exposition faite, vous estimerez à quel point l'habileté de M. Leroy a pu vous faire dévier de la juste appréciation d'une question qu'il croit connaître.

M. Leroy vient seulement de publier son pamphlet, et depuis un mois, la moitié d'un livre que je vais publier moi-même (1) est imprimée. Cette moitié de mon livre est contenue dans ce dont je vais vous entretenir. Il est donc évident pour vous que ce que je vais vous dire, étant imprimé avant que le susdit pamphlet ou libelle parût, je ne l'ai pas préparé dans le but de répondre à M. Leroy.

---

(1) *De la* LITHOTRIPSIE *sans* FRAGMENTS, *au moyen des deux procédés de l'extraction immédiate ou de la pulvérisation immédiate des pierres vésicales par les voies naturelles*, etc., chapitre intitulé *Considérations sur un pas rétrograde de la lithotripsie.*

Dans mon livre, je prouve par une démonstration évidente, inattaquable, qu'en employant mes instruments et mes procédés comparativement aux instruments et procédés que M. Leroy préconise en s'en disant à tort l'inventeur, que ces deux moyens ont des résultats qui ne peuvent pas se comparer.

Voici ce que j'extrais de mon ouvrage, à compter de la page 54 jusqu'à la page 64 :

« Maintenant que voilà en présence le *percuteur courbe à marteau*, que je mets en usage, et l'*instrument de poche* (1), dont on use généralement, examinons-les comparativement.

« L'emploi d'un instrument de lithotripsie quelconque présente deux temps tout à fait distincts : le temps pour *prendre* la pierre ou les fragments, et le temps pour *morceler* ces corps étrangers. Quoique le temps pour *prendre* précède le temps pour *morceler*, laissons le premier de côté pour un moment, et ne nous occupons que du second.

« Expérimentons sur des pierres parfaitement identiques, moulées exprès, avec la forme des pierres naturelles, très-dures, très-sèches, composées de plâtre à mouler malaxé avec de l'eau gommée, et nous allons arriver à des conclusions utiles.

---

(1) En général, j'appelle *instruments de poche* tous les instruments que l'on emploie sans avoir recours à l'assistance de mon lit à opération, du point fixe et du marteau. L'instrument que je désigne, dans les expériences qui vont suivre, sous le nom d'*instrument courbe fenêtré à cisailles*, est celui de tous les instruments de poche qui est le plus communément employé, et c'est celui que M. Leroy met en usage, ainsi que M. Civiale, pour écraser les pierres ou leurs fragments. J'appelle cet instrument *fenêtré*, parce qu'il présente effectivement une *fenêtre*, ce qui le rend fragile, et *à cisailles*, parce qu'il présente des cisailles qui coupent les pierres, au lieu de les écraser. On va voir que je suis loin d'être partisan de cet instrument; cependant M. Civiale, soit parce qu'il ne sait pas, soit pour m'attribuer un instrument défectueux et qui, suivant lui, est sujet à se briser dans la vessie, appelle ce brise-pierre de poche l'*instrument courbe à pignon et fenêtré* de M. Heurteloup, et raisonne d'après cela. Voyez le *Bulletin général de thérapeutique*, 25 et 30 mars 1846, et le numéro précédent. N'ai-je pas lieu de dire comme l'une de nos plus grandes capacités, mais toutefois sans comparaison, que je suis *calomnié scientifiquement* * ?

* Les lois n'ont rien prévu contre ce que j'oserai appeler la *calomnie scientifique*. Que faire quand la loi est muette ? *se résigner*. (Arago, *Annuaire* pour l'année 1846, page 578.)

Première expérience.

« Pierre ovale très-sèche, pesant 13 grammes ; grande circonférence, 11 centimètres ; petite, 7 centimètres ; épaisseur, 1 centimètre 7 millimètres ; longueur, 3 centimètres 11 millimètres ; largeur, 2 centimètres 8 millimètres, représentée sous le point de vue de sa longueur, de sa largeur et de son épaisseur.

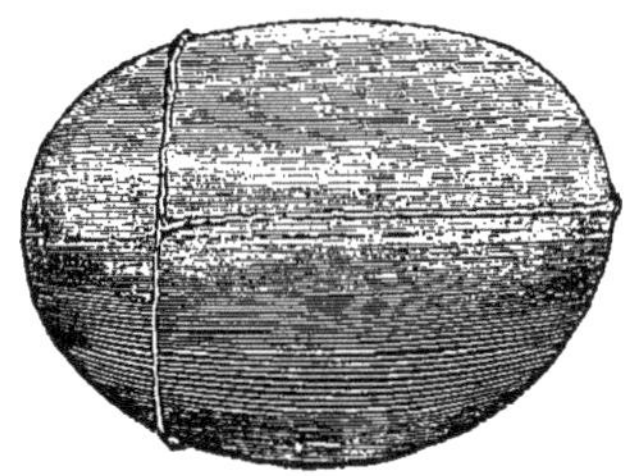

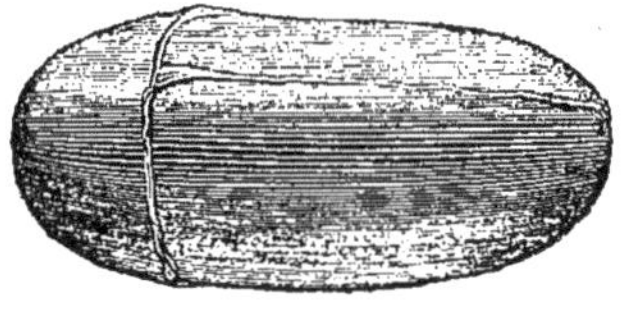

« Nous avons placé les deux instruments dans la position où ils se trouvent quand ils sont mis en usage, et pour bien séparer le temps pour *prendre* du temps pour *détruire*, un aide a placé avec la main, entre les branches de chacun des instruments, la pierre d'abord et les fragments ensuite, de la manière la plus favorable à l'accomplissement le plus complet du morcellement que chacun des instruments est appelé à opérer.

« Le morcellement étant porté dans les deux cas, jusqu'à ce que la pierre soit réduite en poudre et en fragments assez petits pour franchir l'urèthre, il en est résulté : que le brisement primitif de la pierre s'est accompli avec le *percuteur à dents*, sans déflagration, que cet instrument a exigé 105 secondes d'action (1 minute $^3/_4$) et a demandé que l'on mît 28 fois entre ses branches la matière lithique. Après cette opération, 10 grammes de la pierre étaient réduits en poudre (1), et 3 grammes étaient réduits en fragments assez menus pour passer par l'urèthre.

---

(1) J'appelle *poudre* ce qui sortait à travers une passoire dont les trous avaient 3 millimètres de diamètre.

« L'effet de l'*instrument courbe fenêtré à cisailles* a été le suivant :

« Le brisement primitif de la pierre s'est accompli avec une forte déflagration ; il a exigé 480 secondes (8 minutes) d'action, et a demandé que l'on mît 60 fois entre ses branches la matière lithique. Après cette opération, 3 grammes seulement étaient réduits en poudre, et 10 grammes étaient réduits en fragments assez menus pour passer par l'urèthre.

« Ainsi, sous le rapport de l'action de briser seulement, l'*instrument fenêtré à cisailles* met près de cinq fois plus de temps que le *percuteur courbe* à réduire la pierre, sujet de l'expérience, et impose au malade l'obligation de rejeter 10 grammes de fragments, quand le *percuteur courbe* n'en impose que 3 grammes (1).

« Ainsi, l'*instrument fenêtré à cisailles* demande, pour accomplir avec tant d'imperfection son acte de morcellement, 60 actions, quand le percuteur n'en exige que 28.

« Mais ce n'est pas tout : arrivons au temps de prendre.

« Le *percuteur courbe,* avec ses larges branches plates bordées d'aspérités (2), saisit toujours les fragments ; l'*instrument courbe fenêtré à cisailles* les saisit difficilement et surtout fort mal, car entre deux lames tranchantes placées de champ, un corps quelconque est mal saisi et mal retenu. Si l'on expérimente dans ce sens, on verra que, 9 fois sur 10, l'action de prendre de cet instrument est nulle ou à peu près illusoire. Mettons seulement 4, au lieu de 9.

« Eh bien, il faut multiplier par 4 les 60 actions de brisement, ce qui donne, pour total des manœuvres pour prendre, 240 manœuvres.

« Ainsi, quand le *percuteur courbe* fait 28 manœuvres pour prendre, l'*instrument courbe fenêtré à cisailles* en fait 240.

---

(1) Il est important de remarquer que le but de la lithotripsie est d'éviter les fragments.

(2) Il faut bien remarquer que le rapprochement de ces surfaces plates, obtenu par la percussion, est tellement exact, que c'est le moyen que j'emploie pour nettoyer l'instrument après l'opération. Je le percute fortement, et toute la saleté s'échappe. Il s'ensuit que, cet instrument étant toujours propre, la surface de ses branches n'est nullement engouée, et est aussi bien disposée pour saisir les fragments *au milieu* de l'opération, qu'elle l'est dans le commencement. Les branches gardent toujours la même forme, car elle n'est pas changée par le détritus. Cette circonstance est de la plus haute importance.

« Cela commence certainement à mériter considération; mais ce n'est pas encore tout.

« Peut-être que ces 240 manœuvres, quoique très-fatigantes, peuvent fort bien ne pas être mortelles pour le malade; car il peut se faire qu'elles ne causent aucun dommage à l'organe. Voyons donc quelles sont ces manœuvres, et à quel degré elles sont innocentes.

« Pourquoi ces manœuvres sont-elles faites? pour prendre les fragments l'un après l'autre. Que faut-il faire pour prendre un de ces fragments? il faut le mettre entre les deux branches. Que faut-il faire pour mettre ce fragment entre les deux branches? il faut introduire une des branches de l'instrument sous ces fragments. Quelle est la branche qu'il faut ainsi introduire sous le fragment? la branche femelle, celle qui est *fenêtrée*. Mais cette fenêtre est largement ouverte en dessus comme en dessous; elle a des bords tranchants : alors, qu'arrive-t-il (1)?

« Comme, pour placer cette branche sous un fragment, il faut déprimer les autres avec un mouvement de titubation pour les écarter, il s'ensuit que les fragments que l'on déprime, rencontrant la fenêtre, s'engagent dans cette fenêtre, suffisamment pour y demeurer, tout en laissant saillir leurs arêtes vives et tranchantes; chacune de ces arêtes fait l'office d'un petit soc de charrue, de manière que cette fenêtre, à laquelle il va être imprimé le mouvement de titubation que j'ai dit, est momentanément un véritable instrument de labourage (2).

---

(1) Il y a une autre manière de *prendre*, usitée par ceux qui ne connaissent pas l'*esprit* de l'instrument courbe, qui est d'appeler le fragment en déprimant la poche urinaire; cette manière vicieuse consiste à incliner les deux branches à droite ou à gauche. Mais ce mode est encore plus pénible et dangereux pour le malade, en cela que l'organe se trouve soumis à l'action directe des branches coupantes de l'instrument à cisailles, et en cela aussi que les branches inclinées latéralement ne peuvent prendre les fragments qui se trouvent dans la ligne médiane et la poche urinaire : de là des manœuvres encore plus violentes et moins productives.

(2) J'ai voulu pousser sur un cadavre, avec l'*instrument fenêtré à cisailles*, le morcellement d'une pierre d'acide urique, dure, d'un pouce et demi de diamètre, jusqu'au point de la réduire en morceaux assez petits pour passer par l'urèthre. A la fin de l'opération, la membrane muqueuse et la membrane musculeuse étaient détruites dans la largeur d'une pièce de 5 francs; j'étais à nu sur le tissu cellulaire sous-jacent, et cependant, dans le bas-fond, ces membrane sont épaisses.

« Ainsi, c'est avec 240 manœuvres (1) d'un instrument qui laboure et détruit les membranes que l'on vient à bout de réduire une pierre grosse comme un œuf de pigeon, avec l'*instrument courbe fenêtré à cisailles,* tandis que c'est seulement avec 28 manœuvres qui ne présentent pas ce grave inconvénient que l'on vient à bout d'une semblable pierre, avec le percuteur courbe; et encore ces 240 manœuvres de l'instrument à *cisailles* ne produisent que 3 grammes de poudre sur une pierre de 13 grammes, tandis que le percuteur en produit 10 grammes. Le temps comparatif pour obtenir ces résultats est de 1 à 18, c'est-à-dire que, lorsque le *percuteur courbe* est 105 secondes à accomplir son action, le *courbe fenêtré à cisailles* a besoin de 1920 secondes, ou plus de 18 fois 105 secondes. Cela signifie que, lorsque le percuteur doit travailler 1 minute $^1/_4$, le *courbe fenêtré à cisailles* (2) doit travailler 22 minutes.

« Certes, on doit commencer à comprendre que si le *brise-pierre de poche* avec son pignon est agréable et commode pour le chirurgien, comparativement au *percuteur courbe* et à son lit à opération, il ne saurait avoir les mêmes charmes pour les malades.

---

(1) Il faut considérer que, pour accomplir une manœuvre il faut plusieurs mouvements, cinq ou six ou plus, suivant l'habileté de l'opérateur. Mettons-en trois; il faut donc multiplier 240 manœuvres par 3 mouvements, ce qui donne 720 mouvements. Le *percuteur courbe* se chargeant, dans ma manière d'opérer, par l'oscillation du malade, il exige peu ou pas de mouvements. Ces détails sont de la plus haute importance quand il s'agit d'estimer la valeur des moyens lithotriptiques. Ce sont eux qui doivent attirer plus particulièrement l'attention de ceux qui sont appelés à en apprécier la bonté relative, et surtout à la faire apprécier par les praticiens, car toute erreur de la part de ces derniers demande une victime.

(2) Il y a un instrument que la pratique générale met quelquefois en usage, et que je range également parmi les *instruments de poche*. Cet instrument n'a pas de fenêtres, et ressemble un peu au *percuteur à cuillers*, à l'exception cependant qu'il n'a pas de *cuillers* propres à extraire de la pierre de la vessie. Ce sont deux branches presque plates destinées à écraser les pierres, mais qui ont le défaut de s'engouer après un ou deux écrasements. On a voulu obvier à cet inconvénient en disposant un mécanisme propre à *désengouer* ces branches ; mais sans succès, car le mécanisme lui-même s'engoue. La tentative, cependant, est ingénieuse, et mérite considération. Dans tous les cas, cette combinaison ne sera jamais qu'un instrument bâtard qui sera toujours loin d'exécuter ce que font le *percuteur courbe* ou le *percuteur à cuillers*, chacun de ces instruments remplissant le rôle auquel il est appelé.

Seconde expérience.

« Pierre ovale allongée pesant 25 grammes ; grande circonférence, 12 centimètres 8 millimètres ; petite circonférence, 8 centimètres 4 millimètres ; épaisseur, 2 centimètres 1 millimètre ; longueur, 5 centimètres ; largeur, 3 centimètres ; représentée sous le point de vue de sa longueur, de sa largeur et de son épaisseur.

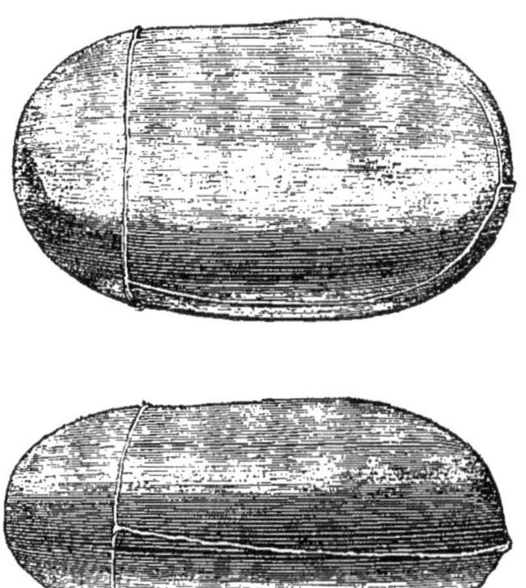

« Le brisement primitif de la pierre s'est accompli presque sans déflagration.

« Le *percuteur courbe* a exigé 210 secondes d'action (3 minutes et demie), et a demandé que l'on mît 50 fois entre ses branches la matière lithique. 19 grammes de la pierre étaient réduits en poudre, et 6 grammes étaient réduits en fragments assez petits pour passer dar l'urèthre.

« L'effet de l'instrument *courbe fenêtré à cisailles* a été le suivant :

« Le brisement primitif de la pierre s'est d'abord accompli avec une immense déflagration, des efforts considérables, et a été accompagné de grands mouvements ; il a exigé 840 secondes (14 minutes) d'action, et a demandé que l'on mît 110 fois entre ses branches la matière lithique. 6 grammes étaient réduits en poudre, et 19 grammes étaient réduits en fragments assez menus pour passer par l'urèthre.

« Ainsi, sous le rapport de l'action de briser, l'*instrument fenêtré à cisailles* met quatre fois autant de temps que le *percuteur courbe* à réduire la pierre de 25 grammes, sujet de l'expérience, et impose au malade l'obligation de rejeter 19 grammes de fragments, quand le *percuteur courbe* n'en impose que 6 grammes.

« Ainsi, l'*instrument fenêtré à cisailles* demande, pour accomplir avec tant d'imperfection son acte de morcellement, 110 actions, quand le percuteur n'en exige que 50.

« Ces 110 actions multipliées par 4, basse évaluation des erreurs que fait l'instrument *à cisailles* dans l'action de prendre, donnent, pour total des manœuvres pour prendre, 440 manœuvres ou 1320 mouvements.

« Ainsi, quand le *percuteur courbe* fait 50 manœuvres pour prendre, l'instrument *courbe fenêtré à cisailles* en fait 440 ou 1320 mouvements.

« Lesquelles 440 manœuvres s'accompagnent, comme cela a été démontré plus haut, de la destruction des membranes par suite du labour inévitable.

« En multipliant par 4 les 840 secondes nécessaires pour la seule action de briser, afin de donner du temps à l'instrument *à cisailles* pour commettre ses erreurs dans l'acte de prendre, on obtient le nombre de 3,360 secondes, qui, divisé par les 210 secondes demandées par le percuteur, donne la preuve que le *fenêtré à cisailles* demande 16 fois plus de temps que le *percuteur courbe* pour donner le produit de 6 grammes de poudre sur une pierre de 25 grammes, quand le *percuteur courbe* donne sur la même pierre le produit de 19 grammes de poudre (1).

---

(1) Il est évident, d'après ces expériences, que ceux qui, en grand nombre et dans tous les pays, ont donné, dès l'apparition de mon *percuteur courbe*, des formes nouvelles à cet instrument pour le faire servir sans le secours du marteau et du point fixe, ont tous fait reculer la science sous le rapport de la guérison plus rapide et plus certaine des malades. Je n'ai donc pas à avoir pour eux, comme le dit M. Leroy d'Étiolles, qui se pose comme l'homme par excellence parmi ces changeurs de formes, et qui pour cela se croit une science profonde ; je n'ai donc pas, dis-je, à avoir pour eux une reconnaissance aussi grande que M. Leroy le juge nécessaire. Que M. Leroy, dans ses affiches, dans ses libelles et dans ses pamphlets, fasse des contes aux personnes ignorantes de la question de la lithotripsie, rien de mieux ; mais qu'il ne se pose pas, devant les personnes compétentes, en homme sérieux et progressif.

RÉCAPITULATION des effets comparatifs du *percuteur à dents* et de l'instrument *courbe fenêtré à cisailles* (brise-pierre de poche).

Pierre de 13 grammes.

RÉCAPITULATION comparative de l'expérience sur une pierre de 13 grammes, *l'action de prendre n'étant pas comprise.*

Percuteur courbe.	*Fenêtré à cisailles.*
Brisement primitif de la pierre sans déflagration.	Brisement primitif de la pierre avec déflagration.
105 secondes de temps.	480 secondes de temps.
26 actions de briser.	60 actions de briser.
10 grammes de poudre obtenus.	3 grammes de poudre obtenus.
3 grammes de fragments obtenus.	10 grammes de fragments obtenus.

RÉCAPITULATION comparative de l'expérience sur une pierre de 13 grammes, *l'action de prendre étant comprise.*

Percuteur courbe.	*Fenêtré à cisailles.*
105 secondes de temps.	1920 secondes de temps.
26 actions de briser.	60 actions de briser.
26 manœuvres pour prendre.	240 manœuvres pour prendre { 720 mouvements.
10 grammes de poudre obtenus.	3 grammes de poudre obtenus.
3 grammes de fragments obtenus.	10 grammes de fragments obtenus.
	Labourage et destruction des membranes.

Pierre de 25 grammes.

RÉCAPITULATION comparative de l'expérience sur une pierre de 25 grammes, *l'action de prendre n'étant pas comprise.*

Percuteur courbe.	*Fenêtré à cisailles.*
Brisement primitif de la pierre avec très-peu de déflagration.	Brisement primitif de la pierre avec une déflagration violente.
210 secondes de temps.	840 secondes de temps.
50 actions de briser.	110 actions de briser.
19 grammes de poudre obtenus.	6 grammes de poudre obtenus.
6 grammes de fragments obtenus.	19 grammes de fragments obtenus.

RÉCAPITULATION comparative de l'expérience sur une pierre de 25 grammes, *l'action de prendre étant comprise.*

Percuteur courbe.	*Fenêtré à cisailles.*
210 secondes de temps.	3360 secondes de temps.
50 actions de briser.	110 action de briser.
50 manœuvres pour prendre.	440 manœuvres pour prendre { 1320 mouvements.
19 grammes de poudre obtenus.	6 grammes de poudre obtenus.
6 grammes de fragments obtenus.	19 grammes de fragments obtenus.
	Labourage et destruction des membranes.

Si vous considérez, monsieur, que si un malade qui peut être guéri après deux ou trois applications des instruments meurt à la quatrième; que si un malade voit sa vessie s'enflammer parce qu'elle n'a pas été débarrassée plus promptement; que si un malade succombe sous les funestes conséquences de cette inflammation, il ne serait pas bien à moi, qui ai des moyens de le débarrasser rapidement, d'en employer qui lui feraient courir de grands dangers. Telle est la raison, monsieur, pour laquelle jë persiste à employer mon système d'opération. M. Leroy dira peut-être qu'il ne savait pas que la différence fût si grande entre ces deux systèmes : alors pourquoi parle-t-il sur les choses qu'il ignore (1)?

Eh bien, monsieur, les expériences que je viens de vous faire connaître sont seulement relatives au brisement et à la pulvérisation qui précèdent l'extraction de la pierre au moyen du *percuteur à cuillers*. Si vous lisez mon ouvrage, vous verrez que, sous le rapport de cette extraction, les différences entre le procédé préconisé par

---

(1) M. Leroy ignore si bien, qu'il ne sait même pas quand il dit quelque chose qui prouve cette ignorance. Il dit, libelle, page 20 : « Enfin, pour terminer « l'examen des transformations subies par le procédé de M. Heurteloup, je « dirai que le lit opératoire, primitivement nommé *lit rectangle*, a été telle-« ment modifié par divers chirurgiens, principalement par M. Rigal, qu'il n'est « plus reconnaissable aujourd'hui. » J'admets sans peine que mon lit, étant modifié, n'est plus reconnaissable; mais aussi les résultats obtenus ne le sont pas davantage. De ce qu'une combinaison chirurgicale n'est plus *reconnaissable*, il ne s'ensuit pas qu'elle est meilleure, et il y a même à parier qu'elle est plus mauvaise, quand on considère que la combinaison changée sert à son auteur depuis plus de vingt ans. Il y a une chose claire dans tout cela, c'est que M. Leroy ne sait pas au juste comment on se sert de mon lit à opération et de ses accessoires, puisque la forme est pour lui de peu d'importance; d'ailleurs, je n'ai pas inventé un *lit rectangle*, comme M. Leroy le dit, mais j'ai inventé le moyen de bien placer le malade et le chirurgien; de lever facilement et instantanément son bassin; le moyen de fixer l'instrument dans la place *où l'organe le met* avec un étau immobile, d'exercer une percussion très-forte sur la pierre, de sauver au malade beaucoup de douleur, etc. etc. Dans toutes les modifications qu'on a fait subir à mon appareil, on y voit tous mes principes appliqués, mais avec moins d'ensemble : alors, où sont donc les perfectionnements? Quand on met des bœufs derrière une charrue, il y a toujours des bœufs et une charrue, ce n'est qu'un changement de disposition; mais le tout n'en va pas mieux pour cela. Quoique changé de forme, un lit pour opérer un malade de la pierre m'appartient toujours, puisqu'il n'est que la représentation de mes principes : il ne peut y avoir d'autre inventeur du *point fixe* que celui qui a inventé le *point fixe;* d'autre inventeur du lit à oscillation que celui qui a eu l'idée de perfectionner l'opération en obtenant cette oscillation, etc. etc. De ce que l'on a changé la forme de mes instruments et de mes appareils accessoires, il ne s'ensuit pas qu'on a fait avancer la science. Rompre des proportions et des rapports dont l'ensemble faisait arriver au but, est ce donc un progrès ?

M. Leroy, procédé qui ne lui appartient pas non plus, sont au moins aussi grandes.

Je n'ai donc pas, comme vous le voyez, à avoir pour M. Leroy la reconnaissance qu'il suppose lui être due pour avoir rendu mes procédés plus parfaits, et je ne saurais admettre, comme il le dit, qu'il soit quitte de celle qu'il me doit (1), et qui semble lui peser si fort. Je profite de cette occasion pour lui dire à ce sujet que je ne suis pas un créancier bien exigeant, et que si j'ai attendu jusqu'à présent, je puis attendre encore ; seulement, s'il tient à me payer, je désire ne pas recevoir de fausse monnaie. Le public, qui nous regarde, pourrait se tromper, et un ingrat passer pour généreux.

Je n'ai pas besoin de vous dire, je crois, que ces différences extrêmes dans les résultats sont dues à la manière dont sont faits les instruments que j'emploie ; *à la largeur* de leurs branches, qu'une percussion puissante permet d'employer; à la manière dont ces branches sont armées; à la perfection dans la combinaison de mes moyens accessoires ; à l'oscillation de mon lit, qui me permet de verser les fragments dans mon instrument, au lieu de les aller chercher ; à la promptitude avec laquelle l'instrument chargé de la pierre vient se rendre dans le point fixe ; à la fixité absolue de l'instrument pendant

(1) Après que M. Civiale eut appliqué le procédé de la *lithotritie* (percement de la pierre) au traitement des calculeux, M. Leroy prétendit avoir eu l'*idée* de la pince à trois branches qui fait partie de cet appareil. Il ne disait pas l'avoir inventée et combinée, mais l'avoir empruntée toute faite d'Alphonse Fery. C'est là, soit dit en passant, tout ce que M. Leroy a fait en lithotripsie : il a eu une idée.

Malheureusement, M. Leroy avait beaucoup moins de main que d'*idée*, et deux ans après que M. Civiale et moi eûmes fait usage de la pince empruntée, M. Leroy en était encore à savoir comment introduire un instrument dans la vessie d'un malade sans l'estropier. Il eut recours à ma petite expérience d'alors, et *je crois pouvoir dire que je me suis acquitté de cette mission selon ses désirs*, car je lui ai appris un métier dans lequel je regrette qu'il n'ait pas fait de plus grands progrès. Comme M. Leroy n'était pas plus habile à prouver à M. Civiale que ce n'était pas lui, Civiale, qui avait fait un emprunt à Fery, qu'il n'avait été habile à faire usage de la chose empruntée, je dus encore lui prêter le secours de ma plume, et *je crois pouvoir également dire que je me suis acquitté de cette mission selon ses désirs*. Si on ouvre le cahier des *Archives générales de médecine* de novembre 1825 et de mars 1826, on pourra estimer le degré de chaleur que j'ai mis à prendre les intérêts de mon oublieux pupille, et arriver à l'estimation du chiffre de sa reconnaissance avec les intérêts cumulés depuis vingt ans.

que la percussion s'opère ; à l'absence de douleur qui résulte de cette fixité; à la position avantageuse que j'ai pour opérer ; à la position facile du malade ; enfin à une foule de circonstances favorables que je me suis créées pour arriver au but de débarrasser promptement celui que j'opère.

Vous voyez bien, monsieur, que je n'étais pas *outrecuidant* lorsque je disais que les moyens que M. Leroy appelait de la *monnaie courante n'avaient pas mon approbation;* vous voyez bien encore que si, comme le dit M. Leroy, je *fais la roue* (1), ce n'est pas devant *mon moi*, mais devant un résultat bien matériel et bien positif. A cette occasion, je me trouve heureux que M. Leroy me surprenne en admiration devant *mon moi;* cela prouve qu'il admet que je puis avoir l'estime de moi-même. Je désire que M. Leroy se trouve dans des conditions aussi favorables.

Éclairé comme vous l'êtes maintenant, il me sera facile de détruire dans votre esprit une impression que M. Leroy a cherché à y faire naître, et qui vous mènerait à l'erreur. M. Leroy demande *comment il se fait qu'en France, la lithotritie soit devenue générale et vulgaire, tandis qu'en Angleterre, où elle recevait une impulsion de ma main, elle soit tombée dans un tel discrédit, qu'elle a peine à se soutenir en présence de la taille.* Il y a une réponse bien simple à faire à cette observation : c'est qu'en Angleterre, on emploie exactement les mêmes *instruments de poche* qu'en France; peut-être même sont-ils mieux faits. Conséquemment, si la lithotripsie ne réussit pas en Angleterre, comme le dit avec vérité M. Leroy, c'est la meilleure preuve que je puisse donner que les procédés employés en France sont défectueux. Le débit immense des *instruments de poche* en Angleterre prouve que cette opération est absolument dans les mêmes conditions dans les deux pays ; seulement si elle semble plus vivace en France, c'est qu'elle y est plus populaire, étant plus ancienne, et aussi, c'est parce que des intérêts particuliers ont su, en exaltant les succès et en cachant les revers, lui donner en France, dans la presse publique, une renommée qui profitait à ces intérêts. Mais en Angleterre, ceux qui embouchent la trompette sont perdus

---

(1) « Pendant que M. Heurteloup fait la roue, se congratule, et demeure en admiration devant son moi... » (Libelle, p. 16.)

dans l'estime publique ; ce moyen factice de succès a donc dû lui manquer. En Angleterre, la lithotripsie n'a reçu aucune impulsion *de ma main* par la raison toute simple que je ne me suis pas occupé de donner des impulsions, et qu'une personne étrangère au pays qu'elle habite n'est pas dans la position de donner des impulsions, surtout quand il y a une cause matérielle, évidente, qui a dû s'opposer à ce que j'eusse aucune influence sur ce qui s'est passé en Angleterre au sujet de la lithotripsie. Cette cause, la voici : bien que j'obtinsse par mes procédés opératoires des succès incomparablement plus grands que ceux que procurent les instruments de poche, les chirurgiens, pas plus en Angleterre qu'en France, n'ont voulu adopter ces procédés, parce que les moyens employés par moi pour guérir plus vite et d'une manière plus certaine donnent plus de trouble, coûtent davantage, exigent plus d'étude et d'habitude, et enfin sont d'un emploi plus difficile; aussi, dans les deux pays comme partout, ont-ils dû naturellement préférer les *instruments de poche*, qui, bien qu'ils soient dangereux et d'une action lente, ont l'avantage d'être fort commodes, et d'un emploi qui demande peu d'étude et peu d'habitude. En effet, il faut peu de l'un et de l'autre pour arriver à ne pas bien faire.

Si l'on considère que, dans les treize années qui suivirent l'apparition dans la science de mon *système de percussion* et de mon *percuteur courbe*, les *instruments de poche* de toutes les formes et mécanismes différents que le commerce fabriqua s'élèvent à plusieurs milliers en France et à plusieurs milliers en Angleterre, on comprendra facilement que chaque propriétaire fût bien aise d'essayer son acquisition, et il est évident que pendant ces treize années, une grande partie de ces malheureux atteints de la pierre fut sacrifiée à cette fièvre d'essais.

Dans de telles circonstances, on sent bien que je n'ai pas dû me heurter contre la généralité des chirurgiens, partisans naturels des instruments de poche. Ce qu'ils faisaient, ils le faisaient en toute conscience; ils croyaient que les moyens qu'ils employaient étaient bons et profitables aux malades. Je dus donc attendre que l'expérience leur eût prouvé qu'ils s'étaient trompés (1). C'est ce qui est arrivé évidem-

(1) Le moment est venu de remettre la question sous les yeux des praticiens, qui sont maintenant plus éclairés, et c'est ce que j'exécute maintenant.

ment, puisque M. Leroy dit, et il est cette fois dans le vrai, que la lithotripsie est, en Angleterre, dans un état de décadence (1). Je dis, moi, qu'il en est de même pour la France; car, je le répète, les moyens employés étant les mêmes dans les deux pays, il est évident que les résultats doivent être les mêmes (2). Toutes ces considérations prouvent donc que je n'ai pu et que je n'ai pas dû me mêler de donner *des impulsions* en Angleterre, et que si M. Leroy a avancé une

---

(1) Non-seulement je n'ai pas dû me mêler de donner des impulsions en Angleterre, mais j'ai dû être très-circonspect, et me borner à opérer tranquillement les malades que d'autres malades guéris m'adressaient. Une quantité de personnes qui avaient été soumises au broiement par les *instruments de poche* me venaient dans des états tels, que je devais me refuser complétement à avoir aucun rapport avec eux; on en sent la raison. Pendant longtemps j'ai été consulté pour savoir si la lithotripsie était applicable. Ma réponse affirmative donnée, le chirurgien qui me consultait opérait à sa manière, et dans le cas d'insuccès, ce qui arrivait souvent, il prétendait que si le malade avait succombé, c'était ma faute, puisque j'avais conseillé l'opération. On sent bien que cette circonstance a été pour moi un motif de ne plus donner d'avis. En Angleterre, la lithotripsie se fait et se paye par séances, et non pas, comme pour les autres opérations, quand tout est terminé. Il résulte de là qu'on n'est pas très-curieux de diminuer le nombre des séances, et que conséquemment les *instruments de poche* passent pour être d'excellents instruments. On conçoit bien que, dans de telles circonstances, j'aurais eu beau vouloir donner des *impulsions* dans un sens contraire aux *instruments de poche*, j'en aurais été pour mes peines. J'ai donc dû me tenir tranquille, et opérer à ma manière.

Si, en Angleterre, la lithotripsie est peu pratiquée dans les hôpitaux, elle est en revanche beaucoup pratiquée en ville, par la raison que les malades reculent devant la taille, là comme partout ailleurs, et que le chirurgien est obligé d'avoir recours à la lithotripsie, vaille que vaille. Sous ce rapport, la lithotripsie n'est pas tombée en désuétude en Angleterre, car elle est faite, mais mal faite. Il en est à peu de chose près de même en France. Si on remarque qu'en Angleterre la lithotripsie mal faite et non terminée, et surtout qu'un malade qui succombe sous cette opération est un échec grave pour un chirurgien, et que la taille, au contraire, n'a du succès à l'insuccès, pour lui, qu'une différence bien petite, on concevra de suite pourquoi, dans les occasions publiques, la taille est préférée. J'ai laissé voir pourquoi, dans les opérations privées, la lithotripsie l'était. Il résulte de tout cela que ce n'est pas absolument la valeur réelle d'une opération qui en détermine le plus ou moins de vogue; il ne faut donc pas prendre cette vogue comme preuve de sa bonté, comme il ne faut pas prendre l'absence de vogue comme preuve de son infériorité. M. Leroy, soufflant dans sa trompette, peut donner de la vogue à la lithotripsie qu'il pratique, sans la rendre meilleure pour cela.

(2) M. Leroy dit, dans son libelle, p. 16, que, *l'Angleterre exceptée*, le morcellement de la pierre se fait par *écrasement*, et non par *percussion*. Cela est inexact; on procède partout en Angleterre par écrasement au moyen d'une vis agissant par un mécanisme quelconque, et plus généralement par un *vo-*

telle assertion, c'est qu'il ignore ou n'a pas apprécié la nature des causes qui ont présidé à la marche d'une opération qu'il devrait connaître au moins sous le rapport historique.

Voici pour les choses sérieuses contenues dans le libelle-affiche (1) de M. Leroy. Arrivons à celles qui le sont moins, et qui touchent cependant encore à la science.

Comme on le suppose aisément, il m'est parfaitement indifférent que M. Leroy exécute la percussion sur mes instruments avec un ressort ou toute autre chose; le seul point qui m'occupe, c'est de proclamer tout ce que ces percussions de caprice ont de dangereux, et d'empêcher mon opération de recevoir des reproches qu'elle ne mérite pas. Ainsi il est bien entendu que M. Leroy a tous les droits possibles à frapper sur *mon percuteur à cuillers* comme il le trouvera bon; je me borne seulement à répondre à M. Leroy, qui m'accuse d'avoir jeté *un regard de mépris sur cet appareil* (2), que je ne dépense pas mon mépris pour si peu de chose, et que d'ailleurs il s'est abusé sur l'expression de mon visage. Quand il m'a montré *cet appareil* la dernière fois que j'eus *l'honneur d'aller le voir*, il ne s'est pas rappelé que quelques dix-huit mois avant, il m'avait fait admirer cet

---

lant. M. Leroy ajoute que la dénomination de *percuteur* que j'ai donné à mon instrument courbe est un *non-sens*. Si ce nom est un *non-sens*, pourquoi M. Leroy *percute-t-il* avec le *ressort à détente* d'Ashton Key? Quand donc M. Leroy sera-t-il conséquent?

(1) Ce libelle-affiche adressé aux membres de la Société médicale du 1er arrondissement n'est autre chose qu'une occasion saisie par M. Leroy de donner la preuve qu'il vaut mieux que sa réputation, puisqu'il a été choisi comme président de cette société. C'est, comme on voit, l'exploitation d'un titre qui lui a été donné par *courtoisie* plutôt que par considération pour son mérite et pour son caractère. Lorsque la société commença à exister, elle n'avait pas de local, et M. Leroy offrit de se rassembler chez lui; de là sa présidence. Il m'a été dit pour excuse d'avoir fait un tel choix, qu'on n'avait pas pu faire autrement. Rien de mieux; mais je ne souffre pas moins les atteintes d'un homme peu digne, atteintes que le public non éclairé peut croire d'une certaine importance. On m'a dit aussi que je ne devais pas prendre en considération ce qui était écrit dans les pamphlets de M. Leroy, attendu qu'il en distribuait tant que personne ne les lisait. Rien de mieux encore; mais enfin il est quelques personnes peu instruites et non prévenues qui peuvent prendre M. Leroy au sérieux. Je suis donc forcé de perdre, à lui répondre, un temps que je pourrais mieux employer.

(2) « Si M. Heurteloup, lorsqu'il m'a fait, il y a quelques mois, l'honneur de « venir me voir, au lieu de se contenter de jeter un regard de mépris sur cet « appareil, avait daigné me faire quelques questions... » (Libelle, p. 17.)

extraordinaire joujou. Or, ma figure, à ma dernière visite, était bien loin d'exprimer le mépris ; elle exprimait seulement cette anxiété particulière à ceux auxquels on a fait une plaisanterie, et qui craignent qu'on ne la renouvelle. Si M. Leroy s'était rappelé qu'il m'avait montré son foudre de percussion, et que ma main, placée entre les branches de l'instrument percuté, sentait à peine le choc *qui briserait le plus puissant de mes brise-pierre*, que, par parenthèse, M. Leroy ne connaît pas, il se serait alors rendu compte de mes sensations, et il n'aurait pas pris une forte envie de rire que, par égard, j'ai dû retenir, pour une expression de mépris que je réserve ordinairement pour les malhonnêtes gens, et nullement pour la *gouttière à détente* de M. Leroy. Je crois sans peine que M. Leroy a pu casser des noisettes avec sa gouttière à détente, mais alors il faut donner à cette gouttière le nom qui lui convient sous ce point de vue d'utilité domestique, et non pas lui donner une appellation chirurgicale qui pourrait tromper des praticiens peu au fait de la lithotripsie, et leur faire commettre des fautes graves (1).

Mais je laisse M. Leroy s'ingénier pour faire comprendre que le marteau, si généralement employé, employé de tant de manières, avec tant de degrés de délicatesse, est un moyen de percussion qui doit être remplacé par un ressort. Il peut s'abriter tant qu'il le voudra derrière un rapport fait par deux personnes peu familières avec la question (2), mais il ne fera jamais admettre par des hommes intelligents ce que repousserait comme une mauvaise plaisanterie le plus vulgaire et le moins capable des ouvriers. Je n'ai donc nulle crainte que la percussion par la détente d'un ressort se généralise et détrône la percussion au moyen du point fixe et du marteau. Personne jusqu'à présent, à l'exception de M. Leroy, n'a donné dans cette jovialité, et M. Leroy lui-même mettrait sa *gouttière à détente* à la ferraille si elle ne lui

(1) Il faut toujours pouvoir disposer d'une force de percussion *surabondante* pour ne pas risquer d'enfoncer les branches de l'instrument dans une pierre molle à noyau dur, ce qui entraîne l'adhérence de la pierre à l'instrument sans possibilité de se dégager, et aussi pour fermer complétement les percuteurs à cuillers, qui sans cela laissent passer les angles des fragments qui déchirent l'urèthre. Cette dernière circonstance, comme on le conçoit, ruinerait complétement le mode d'opérer les calculeux par l'extraction immédiate.

(2) Il est singulier que M. Leroy ait obtenu un rapport favorable sur la percussion au moyen d'un ressort à détente inventé par Ashton Key.

servait de trompette, et si elle n'était pas l'unique et fragile lien par lequel lui, intrus, s'accroche à la *lithotripsie par percussion*.

M. Leroy, désespéré de la résistance que je lui avais opposée, ne s'est pas borné aux mots injurieux dans son libelle, il a entrepris de prouver deux choses : la première, que je *n'étais pas* l'auteur de l'instrument courbe, et la seconde, que c'était lui, M. Leroy, qui avait *manqué* d'en être l'auteur.

Pour répondre à la première des curieuses prétentions de M. Leroy, permettez-moi d'extraire ce que je dis à ce sujet dans mon ouvrage : « On a voulu me contester l'invention du *percuteur courbe à marteau*, en disant que des instruments courbes avaient été inventés avant « moi. Je ne contesterai pas que, depuis la publication de mon travail « sur le système de la percussion, on ait effectivement exhumé des instruments de cette forme, mais ils n'ont jamais été destinés à briser « des pierres par la percussion et à les extraire par le même procédé. « C'est à cela seul que je tiens, car cela seul est vraiment d'une grande « efficacité (1). Ceux qui cherchent à m'enlever l'invention de l'instrument courbe devraient réfléchir que, lorsqu'ils publient qu'avant « moi il existait des instruments de cette forme et dont on ne se servait pas, ils font un mauvais compliment aux chirurgiens en général, « qui, suivant eux, n'auraient pas su s'emparer d'un moyen si précieux de guérir. Quand je n'aurais eu que le bon sens d'appliquer « l'instrument courbe au brisement des pierres vésicales, lorsque personne ne donnait cette preuve d'intelligence, ce serait un avantage « assez grand dont je me sentirais satisfait. Mais cela n'est pas ; j'ai inventé l'instrument courbe pour arriver au but de pouvoir employer « la percussion d'un marteau au morcellement des pierres vésicales (2). »

(1) Je ne dis pas pour cela que je renonce à l'honneur qui me revient pour les applications heureuses de l'*instrument courbe* agissant par *pression*, car j'ai commencé par avoir recours à la *pression* avant d'en venir à la *percussion*. Je tiens plus au système de *percussion*, parce qu'il donne des résultats infiniment plus avantageux.

(2) Si on prend la peine de lire mon troisième mémoire sur la *lithotripsie par percussion*, qui va être imprimé dans l'ouvrage nouveau qui est maintenant sous presse, on se formera une idée juste à l'égard des pensées par lesquelles j'ai été mené à faire un instrument courbe pour arriver à mettre la percussion en usage. M. Leroy devrait relire ce mémoire, car il me paraît peu instruit sur ce sujet.

M. Leroy cite donc, dans le but de prouver que d'autres personnes ont inventé des instruments courbes avant moi, des instruments de Stodart, de Hodgson et de Haygarth; mais M. Leroy, pour être un chirurgien probe, aurait dû dire, comme il le savait (1), que ces instruments avaient été publiés précisément par moi, car c'est moi (comme je puis le prouver par les lettres originales que j'ai en ma possession) qui ai fait connaître ces instruments en les faisant dessiner dans l'ouvrage de M. Belinaye, intitulé *Compendium of lithotripsy*, 1837. Je n'avais donc pas peur, comme le laisse supposer M. Leroy, que l'on sût que ces instruments courbes existaient avant mon *percuteur courbe*, et M. Leroy vous trompe quand il se vante d'avoir pris utilement ma défense à ce sujet. Je n'avais que faire de cette défense que M. Leroy vous présente faussement comme entreprise dans les intérêts d'un ami, et qui n'avait d'autre motif que son insatiable besoin de se mettre en évidence, et surtout l'avantage qu'il trouvait à frapper ses adversaires avec les armes que je lui fournissais. Si M. Leroy avait, comme il le prétend, pris ma défense avec sincérité pendant mon absence, comment, moi présent, est-il le seul à me faire sentir ses outrages? Qu'il cesse donc, pour détourner votre estime à son profit, de se poser en homme honnête, dévoué et fidèle ami, quant tout prouve qu'il n'a été et qu'il n'est rien moins que cela.

Enfin j'arrive aux prétentions de M. Leroy, qui croit avoir inventé quelque chose dans le procédé *dont je lui avais confié l'avenir en partant pour l'Angleterre*. Ces prétentions, comme vous allez le voir, monsieur, vous paraîtront aussi singulières que mal établies, et n'auront d'autres résultats, je crois, que de vous montrer M. Leroy sous un jour aussi défavorable sous le rapport du jugement que sous celui de la délicatesse.

M. Leroy prétend être *presque* l'auteur de mon instrument courbe, parce qu'il a inventé, à ce qu'il dit, une sonde particulière qu'il appelle son *lithomètre*, et pour vous donner une idée fausse de ces deux instruments, il vous montre deux dessins qui se ressemblent quand les deux objets sont dissemblables. Cependant je ne m'op-

---

(1) Je parle de ce fait dans mon ouvrage, et je publie la lettre que M. Hodgson *m'a* écrite à ce sujet. M. Leroy sait très-bien cette circonstance, mais dans mon ouvrage j'ai eu la bonté de cacher cette circonstance aggravante, que je ne publie que parce que M. Leroy m'y force.

pose pas à ce que vous supposiez ces dessins réguliers et fidèles, car il me suffit, pour renverser la naïve prétention de M. Leroy, de faire observer que, s'il est arrivé, comme il le dit, si *près du but* (1) sans le voir, il est aveugle et impuissant. Or, il n'y a pas là de quoi se vanter, et je n'ai pas mission d'empêcher M. Leroy de montrer ses imperfections; je m'en afflige, voilà tout. Bien que j'aie quelques réclamations à faire sur ce *lithomètre*, dont la forme est calquée sur ma sonde recto-curviligne, et qui est une des idées que j'ai exprimées devant M. Leroy lorsque je l'admettais auprès de mes malades, je lui laisse avec plaisir l'avantage de l'avoir fait exécuter et de l'appeler *mon lithomètre*. Si on avait d'ailleurs à remonter à un instrument sur lequel a pu être calqué le percuteur courbe, on s'arrêterait plutôt au compas du cordonnier qu'au lithomètre que M. Leroy s'attribue; car la branche mobile de ce compas correspond à la branche mobile du percuteur courbe, et *vice versa*. Le lithomètre présente une disposition toute contraire; c'est ce qui établit entre ce dernier instrument et le percuteur courbe une différence fondamentale que M. Leroy n'a pas su remarquer, car, s'il l'eût remarquée, il n'eût pas cherché à établir une comparaison entre ces deux instruments : l'esprit d'analyse ne gâte jamais rien.

Maintenant passons à l'autre prétention de M. Leroy, par laquelle il ne suppose plus être *presque* l'auteur de l'instrument courbe *dont je lui avais confié l'avenir*, mais par laquelle il prétend être *tout à fait* l'auteur de cedit instrument. Vous voyez, monsieur, que lorsque M. Leroy manque le gibier de son premier coup, il tire son second à toute volée, dans l'espoir d'un raccroc. Mais à tout il y a des bornes, et je vais vous faire comprendre que le second coup de M. Leroy a encore moins bien porté que le premier.

M. Leroy prétend qu'en 1828, c'est-à-dire plus de quatre ans avant l'apparition de *mon percuteur courbe, il a fait dès cette époque publiquement, sur des cadavres, l'application d'un instrument brise-pierre tout semblable par le mécanisme, exé-*

---

(1) « ... Je donnai des applaudissements sincères à M. Heurteloup pour son in- « vention *, tout en regrettant de n'avoir pas continué à marcher dans cette voie, « et de m'être arrêté au moment de toucher le but. » (Libelle, p. 13.)

* Pourquoi donc M. Leroy ne m'applaudit-il plus ?

cuté pour lui par M. Rétoré. Comme cette phrase est singulièrement embrouillée, je crois devoir l'expliquer ; elle signifie que M. Rétoré a fabriqué, pour M. Leroy, un instrument brise-pierre établi sur le mécanisme du lithomètre, et que M. Leroy a fait publiquement l'application de cet instrument sur des cadavres. Certes, quand on considère de quelle importance est devenu en chirurgie l'instrument courbe, on ne peut pas nier que M. Leroy n'ait mille fois raison d'en revendiquer l'invention. Malheureusement M. Leroy ne cite pas une des nombreuses personnes qui constituaient le public devant lequel il a expérimenté, il ne cite que les cadavres, qui naturellement n'ont plus d'état civil et ne peuvent prêter serment; malheureusement encore il a commencé à parler de cela quatre ans après l'apparition de *mon percuteur courbe, dont il avait accepté que je lui confiasse l'avenir.* Pendant tout ce temps-là, M. Leroy a gardé dans son sein cet important secret; il a si bien gardé ce secret qu'il n'a pas voulu même le confier à son *Histoire de la lithotritie* (1). Et savez-vous pourquoi il ne l'a pas confié à son *Histoire de la lithotritie?* C'est parce qu'il avait un ami qu'il aimait beaucoup et dont il devait prendre la défense, pour lequel il devait se sacrifier et *s'abstenir de réclamer une part dans les récompenses attribuées par l'Académie des sciences à ce mode d'écrasement* (2). Vous voyez, monsieur, combien M. Leroy est dévoué, est délicat, et comme il cherche à remuer chez vous ce sentiment de générosité qu'il vous connaît. Eh bien, monsieur, tout le prestige de dévouement dont il s'entoure va tomber, si vous considérez que si M. Leroy a fait son expérience *quatre années* avant l'apparition de mon percuteur courbe, il n'y avait pas nécessité absolue pour lui de se sacrifier pour moi, puisque, *hélas! je n'étais pas né;* et que s'il a effectivement brisé des pierres dans la vessie d'un cadavre avec un instrument courbe analogue au *percuteur,*

(1) Ce brise-pierre et les tentatives auxquelles il avait donné lieu étaient oubliés, *même de ceux qui devaient le mieux se le rappeler* (les cadavres peut-être), puisque Leroy avait OMIS *d'en faire mention dans son tableau historique de la lithotritie*, etc. etc. (Libelle, p. 10.)

(2) Est-il beaucoup de chirurgiens qui, ayant de tels antécédents (de supposer d'avoir opéré sur des cadavres et devant des cadavres) à faire valoir, auraient *gardé le silence* et se seraient *abstenus* de *réclamer* une part dans les récompenses attribuées par l'Académie des sciences à ce mode d'écrasement? *Eh bien,* non-seulement je me suis *effacé*... (Libelle, p. 10.) Oh! dépositaire fidèle, comment pourrais-je jamais me montrer assez reconnaissant!

sans en avoir senti l'importance, M. Leroy, s'il persistait dans ce conte, se déclarerait par cela même un... imbécile. Or, comme M. Leroy, quoique doué d'un jugement qui lui fait souvent faute (1), ne peut raisonnablement pas passer pour si peu, il risque de passer pour un... imposteur. Ainsi, s'il persistait, il devrait choisir entre ces deux qualifications, à moins que la maladresse de sa monstrueuse prétention ne l'engageât à cumuler. C'est ce qu'il pourrait faire sans sortir du sens des mots que j'ai dits, car l'appellation moins âpre de *conteur maladroit,* qui, appliquée à M. Leroy, devient d'une exquise politesse, rendrait assez bien l'idée que vous pouvez maintenant vous faire du très-respectable président.

Telles sont les observations que je puis opposer aux allégations contenues dans le libelle de M. Leroy, et qui ont un rapport plus ou moins rapproché avec la science. Je regrette d'avoir à traiter, dans une réponse à un libelle, une chose aussi sérieuse; mais M. Leroy, dans l'intérêt de son industrie, a l'habitude de mêler à des questions personnelles des questions scientifiques, et j'ai dû, pour être clair, séparer les unes des autres.

Quand je considère, monsieur, que les membres de la profession médicale ont honoré mes travaux d'une estime non équivoque, quand je remarque qu'il est un grand nombre de chirurgiens aussi avancés et même plus avancés que M. Leroy dans la question de la lithotripsie, je me demande comment il se fait que ce chirurgien se pose en homme par excellence dans cette question, se place plus qu'un autre en évidence, s'annonce pour un homme qui *donne des impulsions*, qui *sème des récoltes* (1). Je n'ai voulu jusqu'à présent

---

(1) M. Leroy vient encore de donner une singulière preuve de son défaut de jugement. Les moyens d'affiche lui manquant, il s'est avisé, pour continuer à faire du bruit, de bourdonner sous la forme de *mouche de coche* politique, laquelle mouche de coche a entrepris de tirer en arrière la machine gouvernementale, c'est-à-dire qu'elle est pour le moment de l'opposition. Eh bien! c'est dans la salle de la mairie accordée à la Société médicale du 1er arrondissement, que notre étourneau est allé parodier le tribun. On conçoit que prière lui a été adressée d'aller faire de l'opposition ailleurs.

(2) « Le titre sur lequel M. Heurteloup, nouveau marquis de Carabas, s'appuie « pour faire ainsi main-basse sur la *récolte* laborieusement *semée* par d'autres, « est une lettre de M. le docteur Forbes, etc. etc. » (Libelle, p. 14.) Je ne sache pas que M. Leroy ait semé autre chose que des affiches, des annonces et des réclames. Cela est connu.

faire aucune observation qui tendît à faire déprécier M. Leroy ; mais cependant il ne faut pas que mon silence soit pour lui un motif d'être tranchant dans une question qu'il connaît fort peu, comme je l'ai prouvé. M. Leroy ne sait donc pas qu'en lithotripsie il n'est qu'un fantôme auquel rien ne donne de la consistance. Depuis qu'il s'occupe de cet art nouveau, n'a-t-il pas continuellement donné des preuves d'impuissance ? Voyez ! il a eu l'*idée* de *penser* qu'une pince à trois branches, *inventée* par Alphonse Feri pour extraire les balles, pouvait être employée à saisir des pierres dans la vessie ; mais, impuissant pour appliquer, il a laissé à M. Civiale l'honneur de faire faire ce pas important à la science, et à moi celui de suivre le premier ce chirurgien. Plus tard, M. Leroy a eu l'*idée* de *penser* qu'il *se pouvait* que l'*on pût* évider une pierre prise dans la vessie ; mais, toujours impuissant, il m'a laissé résoudre le problème. Maintenant voilà qu'il s'imagine qu'il se *pourrait* bien qu'il eût *manqué d'avoir eu l'idée d'inventer* un instrument courbe. Et c'est après avoir donné des preuves d'une évidente incapacité qu'il ne craint pas, lui inhabile, de s'afficher à grand renfort de trompette comme l'inventeur d'une méthode qui demandait plus que toute autre de la combinaison et de l'exécution. Remarquez que ce sont les preuves même de cette incapacité que M. Leroy appelle des titres académiques ! ! ! Quand donc M. Leroy comprendra-t-il qu'il ne faut pas confondre les encouragements qui lui ont été donnés pour des idées très-fugitives, et que tout le monde a pu avoir, avec des récompenses accordées à des auteurs véritables qui ont commencé et fini l'œuvre à laquelle s'adressaient ces récompenses ? Dans la question de l'instrument courbe et de la percussion employée comme agent de destruction des pierres vésicales, qu'est M. Leroy ? qu'a-t-il fait pour parler si haut ? qui est-il de plus qu'un autre ? Serait-ce parce qu'il a adopté des moyens quatre, cinq ou six fois plus lents et plus dangereux de débarrasser les malades de leur pierre, qu'il se poserait en homme progressif ? Il parle de position ; mais M. Leroy a-t-il une position ? ce qu'il appelle sa position n'est-il pas un état factice (1) ? Si cette position était réelle,

(1) Une position due à un système de retentissement en dehors de toute valeur scientifique réelle est une position factice. J'ai déjà prouvé que M. Leroy avait très-peu fait pour la lithotripsie, et, comme c'est principalement sur ce peu qu'il base ses prétentions, on voit que ses prétentions sont assez mal étayées.

solide, établie sur des bases irréprochables, aurait-il peur de la perdre parce qu'un chirurgien de plus se trouve dans Paris? emploierait-il pour se soutenir les moyens désespérés que vous lui voyez prendre? Un homme qui a une position se présenterait-il sans succès pour être reçu dans des corps académiques, lorsqu'il donne à l'appui de sa candidature, sous le titre de travaux, cinquante et un pamphlets différents, accompagnés d'images (1)? Ne devrait-il recueillir qu'une

---

Le moyen que M. Leroy a employé pour faire connaître son nom, c'est simplement de spéculer sur les lectures à l'Académie des sciences. En lisant de temps en temps quelques pages d'un intérêt quelconque, en présentant de temps en temps une petite modification à un instrument, en en faisant même exprès pour la circonstance, M. Leroy est parvenu à se faire des affiches à peu près mensuelles dans les journaux politiques. C'est comme cela qu'il s'est fait connaître; car on sait que ces communications sont mises par la presse générale sous les yeux du public, qui, peu connaisseur, a pris au sérieux les *travaux* de M. Leroy. Si j'avais la disposition des mêmes moyens, je ferais du premier passant venu une personne très-connue en moins d'une année; mais, au fond, cette personne très-connue serait très-peu recommandable. Est-il besoin de dire que toutes ces modifications et tous ces instruments de caprice, faits dans le but d'arroser la culture que M. Leroy fait de sa publicité, n'ont pas été appliqués et se réduisent à un recueil d'images qui ne prouvent que la fécondité de ce chirurgien pour se faire des prétextes d'affiches. De là, comme on le conçoit, l'enthousiasme très-modéré avec lequel ont été accueillies ces rêveries, par les sociétés savantes auxquelles M. Leroy a fait la plaisanterie de se présenter. Ces moyens de se créer une réputation en faisant des travaux postiches ne seraient qu'amusants à connaître, s'ils n'avaient le grave inconvénient de surcharger la science, et quelquefois d'induire en erreur les chirurgiens qui ne connaissent pas cette pratique; aussi est-il bon de les prévenir qu'elle existe. Du reste, tous ces instruments *postiches* ont fait de leur auteur un être bien incommode comme voisin scientifique. Comme en général ils sont faits dans le but de traiter les maladies des voies urinaires, il s'ensuit qu'ils ont tous une forme *sui generis*, ce qui donne de fréquentes occasions à M. Leroy de faire supposer que les travaux utiles qui apparaissent lui ont passé par la tête. M. Leroy est un peu comme un oiseleur qui tend des cages à trappes, dans lesquelles il met pour *appelants* des oiseaux communs : quelquefois, par hasard, il attrape un oiseau qui lui est inconnu. Mais ce n'est pas sur des ressemblances dues au hasard que des prétentions honorables peuvent être établies.

(1) M. Leroy a fait ce qu'il appelle l'*inventaire* de ses travaux académiques par ordre alphabétique, et effectivement ses pamphlets se montent à cinquante-deux. Certes, si la *qualité* était en raison de la *quantité*, M. Leroy serait un homme aussi remarquable qu'il est *remarqué*. Du reste, ces prétendus travaux se composent d'une foule de petits instruments, de petites théories, de petites fadaises comme il en passe dans la tête de tout le monde, et que M. Leroy a eu la patience de ramasser et de mettre les unes au bout des autres. Il vient de publier récemment un *gros livre-affiche* orné d'un joli nom, Urologie, afin de ne pas choquer les oreilles délicates, et que cela puisse se prêter

seule voix avec une telle charge de titres, appuyée de tout ce que l'obséquiosité a de plus persévérant? Être rejeté toujours et sans cesse, n'est-ce pas la preuve d'un dédain marqué, et celui que l'on dédaigne a-t-il une position? Être dédaigné si ouvertement, n'est-ce pas être bafoué? Que M. Leroy apprenne que celui-là a une position qui a rendu à l'humanité un service véritable, évident, incontestable; que cette

---

à l'annonce. Ce gros livre contient tout ce que les livres destinés à l'usage que j'ai dit doivent contenir : observations sans intérêt pour le médecin, auquel elles n'apprennent rien; images représentant des désorganisations de vessies, pour faire peur à ce bon public; instruments de caprice parmi lesquels il en est qui n'ont même aucun rapport à l'*urologie*, etc. etc. Parmi ceux des instruments qui ont rapport à cette *urologie*, il en est un du dernier curieux, et qui prouve à quel point M. Leroy comprend la délicatesse que l'on doit apporter au traitement de ce qu'il appelle du joli nom d'*angusties*, ce qui veut dire retrécissement de l'urèthre. Cet instrument, qui est la pièce de résistance du livre, n'est rien moins qu'un double emporte-pièce que M. Leroy a la prétention d'introduire bravement dans une portion rétrécie du canal, un emporte-pièce étant en avant et un autre étant en arrière. M. Leroy les rapproche, pince la portion retrécie, et *emporte la pièce*, c'est-à-dire le retrécissement. On voit que c'est un instrument bien délicatement et bien ingénieusement conçu. Si on remarque que toutes les élucubrations que M. Leroy donne comme ses travaux sont pensées dans le même genre, on comprendra pourquoi il en trouve un si pauvre débit auprès des sociétés savantes dans lesquelles il voudrait entrer. Que l'on ne croye pas que j'appelle son gros livre, qui a nom Urologie, un *livre-affiche* par esprit de dénigrement; non, je l'appelle ainsi, parce que les figures, le texte, les cas qui y sont rapportés, etc. etc., ne sont autre chose que la troisième et quatrième reproduction des petits pamphlets dont il s'est servi, dans ces dernières années, pour prétexter des lectures à l'Académie, et par suite des annonces gratuites. En général, M. Leroy, pour faire de nouvelles brochures et de nouveaux livres, ne se donne pas beaucoup de peine. Il a une quantité de vieux dessins faits sur bois qu'il arrange dans un ordre quelconque et qu'il lie au moyen de bribes de texte qu'il pille dans ses anciennes brochures, et de cela il fait le pamphlet qui peut cadrer avec la circonstance du moment. Tout ce qu'il a écrit et dessiné dans son dernier libelle se retrouve entièrement dans ses anciens prospectus. Et c'est ce ragoût réchauffé et épicé de quelques grossièretés à mon adresse, que M. Leroy a offert à sa société, pour lui prouver qu'il n'avait pas *démérité d'elle*, et pour *exploiter* le titre éphémère de président, que le hasard lui a envoyé. Cet arsenal toujours prêt donne à notre afficheur, aux yeux des personnes qui ignorent ses allures, l'apparence d'un travailleur. Faire faire la navette à des pauvretés * est, comme l'on voit, l'un des grands secrets pour bien exercer le métier d'exploiteur de publicité.

* Il faut bien faire attention que, pour réussir dans ce genre, il est absolument nécessaire que les idées auxquelles on imprime ce mouvement de navette soient assez communes pour qu'elles n'attirent pas l'attention. Si elles avaient une certaine importance, on les reconnaîtrait, et il serait difficile de les reproduire; alors le mouvement de *navette* serait interrompu. M. Leroy est parfait sous ce rapport.

position est reconnue et avouée par tous les chirurgiens de haut caractère; que cette position est obtenue sans brigue, sans publicité illicite; que cette position enfin repose sur l'estime que l'on porte au travailleur silencieux et progressif. Que M. Leroy regarde autour de lui, qu'il s'assure si ses confrères lui dirons ce qui m'a été dit par plusieurs d'entre ceux qui pratiquent la lithotripsie : *Sans vous, la lithotripsie était perdue.* Qu'il demande à ces rivaux sa part d'éloge, il verra, si on lui répond, ce qui lui sera répondu. Quand M. Leroy me donne le nom d'émigré, y pense-t-il? Tout le monde ne sait-il pas le motif qui m'a fait aller dans les pays étrangers (1)? Tout le monde ne sait-il pas qu'aussitôt ma découverte faite, je suis venu en doter mon pays, je suis venu *en confier l'avenir à M. Leroy?* Tout le monde ne me voit-il pas apporter encore le fruit de nouveaux travaux? Non, monsieur Leroy, je ne suis pas un émigré, vous le savez mieux que personne.

Que signifient ces plaisanteries de mauvais goût relatives à mon nom et à mon titre, avec lesquelles M. Leroy cherche à faire naître contre moi un mauvais vouloir? Pourquoi me représente-t-il comme un homme orgueilleux, quand il sait que je ne suis rien moins que cela? Puis-je ne pas porter un titre récompense des grands services de mon père? puis-je changer mon nom? Au moins, si j'en portais un d'emprunt, comme le fait M. Leroy, je pourrais en le changeant éviter ses sarcasmes (2).

---

(1) On sait que je suis allé dans les pays étrangers chercher des éléments d'études (les malades) que l'administration des hôpitaux avait, au détriment de la science, concentrés dans l'hôpital Necker pour les mettre à la disposition d'un chirurgien.

(2) Un nom sonore est aussi utile à un spéculateur en publicité qui, *au printemps, vante aux malades l'excellence de sa méthode et l'adresse de sa main,* qu'une mouche lumineuse l'est au pêcheur qui veut faire sauter le poisson après sa ligne : c'est pour cela que M. Leroy a jugé convenable d'attacher un grelot à son nom. Lorsque ce docteur se livrait au commerce et à la manufacture des coiffures d'enfants, il s'appelait M. Leroy tout court. Par crainte d'une concurrence dans l'objet de sa fabrication, il allongea ce nom patronymique de la désignation de son village, et se fit appeler M. Leroy (d'Étiolles) *entre deux parenthèses;* ensuite, alléché, il se nomma M. Leroy d'Étiolles *sans parenthèses* et sans différences typographiques; et maintenant, toujours alléché de plus en plus, il commence à s'appeler, mais seulement le dimanche, M. d'Étiolles tout court. Il faut espérer que lorsque M. Leroy aura pris l'habitude de s'entendre appeler du nom d'un seigneur, dont il a déjà la tournure, le nom amènera la

Que parle-t-il d'un banquet (1)? C'est donc d'un banquet dont il est question? il défend donc une place à un banquet? c'est donc un vil motif d'intérêt qui lui a mis à la main une plume venimeuse et calomniatrice? Vraiment, il porte un grand respect aux hommes honorables qu'il préside, en les entretenant d'un banquet, en leur montrant toute sa sollicitude pour un banquet, et en les appelant à son aide pour la conservation de son banquet! Et qui vous a dit, monsieur, que je voulusse m'asseoir à côté de vous? qui vous a dit aussi que, voulant m'asseoir à votre banquet, j'ai compté sur votre obligeance pour me faire de la place?

Non, monsieur, je ne désirais pas m'asseoir à votre banquet (2): indépendant, je n'en avais pas besoin; fatigué, je voulais du repos, et j'avais pris sur ce repos le soin de faire connaître le reste de mes travaux (3). Vous dites donc à tort, monsieur, que j'avais un grand intérêt à me mettre en évidence; vous dites donc à tort que les débats scandaleux que votre cupidité a fait naître devaient me profiter et non à vous (4). Moi qui n'ai pas ici, comme vous, une *position laborieusement acquise* par ce que vous appelez une *publicité désordonnée*, je n'ai rien à conserver, et conséquemment rien à soutenir, rien à défendre. Vous êtes donc un homme perfide, lorsque vous dites que j'ai dû être un agresseur, puisque je devais profiter de mon agression. Sur quoi basez-vous, monsieur, le conte que vous ne craignez pas de répandre que je me suis attaché à vous pour faire de mon attaque un moyen de retentissement et de clientèle? Mais si cette vile tactique avait été dans mes intentions, n'avais-je pas à prendre à partie des hommes mieux placés que vous, plus haut placés que vous, admis dans des

---

chose, et que savonné il acquerra enfin la politesse et le savoir-vivre qu'exigera son rôle. On a prétendu que M. Leroy avait changé son nom pour ne pas être confondu avec un charlatan fort connu. Cela est une erreur : M. Leroy n'a jamais cherché à établir de différences à ce sujet. Il faut toujours dire la vérité.

(1) « ..... Et qu'il convient de nous serrer pour lui faire place à notre table, « quoique le banquet, par suite de la généralisation de la méthode, soit aujour- « d'hui moins abondamment fourni. » (Libelle, pag. 21.)

(2) Pourquoi M. Leroy m'interdirait-il le droit de m'asseoir à son banquet, s'il m'en prenait envie? Il me semble pourtant que j'ai payé mon écot.

(3) Ces travaux ont pour objet spécialement les maladies des organes urinaires.

(4) « Si les faits pouvaient laisser quelques doutes sur le nom de l'agresseur, « je vous dirais de vous rappeler cet axiome de jurisprudence : *Is est cui prodest*. « Or, à qui de M. Heurteloup ou de moi pourrait profiter cette polémique?... » (Libelle, page 1.)

lieux à la porte desquels on vous laisse? Certes, ceux-là auraient mieux servi les vues que vous me prêtez. Si je me trouve dans un contact pénible avec vous, avec vous seul, c'est que vous seul avez soulevé mes justes plaintes. Vous ne m'avez donc pas servi de plastron, comme vous ne craignez pas de le dire. Voyez où vous êtes descendu; vous vous donnez pour un jouet (1) plutôt que de dire la vérité, cette vérité qui vous désigne comme un provocateur sans raison et sans justice! Et si j'avais été si curieux de clientèle, ce qui était d'ailleurs dans mon droit, m'aurait-on vu rester chez moi? ne m'aurait-on pas vu dans les réunions médicales, visiter les hôpitaux, les médecins? Citez donc un seul cas où j'aie fait de telles démarches. Vous dites que j'ai fait des publications désordonnées, et si on les cherche, on ne trouve que les vôtres; vous dites que je suis l'agresseur, et vos écrits prouvent qu'une agression violente vient de vous à trois reprises différentes. Vous faites donc le mal pour m'en accuser: si cela est, quel homme êtes-vous donc?

Quand vous dites, monsieur, que des gazettes de médecine *vous ont plaint d'être en butte à mes attaques*, avez-vous ajouté que vous-même aviez fait les articles de ces gazettes? avez-vous ajouté que, s'il est d'autres écrivains qui ont donné leur avis contre moi, c'est vous qui avez donné les renseignements qui les ont mis dans l'erreur? avez-vous ajouté que jamais je ne postule des articles de complaisance? Eh bien! moi, je vous dis, monsieur, que ceux-là même qui *vous ont plaint*, vous, pauvre agneau, vous condamneront; car mieux enseignés, leur probité vous infligera le blâme que vous méritez. Si vous êtes homme à sentir un pénible contraste, ce contraste, honteux pour vous, sera votre châtiment.

Comment se fait-il, monsieur, que vous, roulé dans ce que l'affiche et la réclame ont de plus fangeux, comment vous qui auda-

---

(1) La rage de l'affiche va si loin, chez M. Leroy, qu'elle a été jusqu'à le déterminer à faire faire de lui un grotesque par Dantan, où il est représenté mon marteau à la main et cassant une pierre. Quelques-uns disent que c'est une *charge*, d'autres disent que c'est un *portrait*. Cette figure est exposée tous les jours à l'entrée du *passage* des Panoramas, lieu très-*passager*. M. Leroy a fait faire aussi, en lithographie, son portrait, qui tient à la main un rouleau de papier que l'on prendrait pour un rouleau d'eau de Cologne, s'il n'y avait pas écrit dessus, en gros caractères, le mot *lithotritie*. Du reste, dans ce portrait, M. Leroy n'a pas mis ses insignes: son habit, d'une entière simplicité, est absolument sans galons.

cieusement, impudemment, vous présentez comme en dehors de nos lois (1), comment vous qui avez écrit que vous persévériez dans les voies du charlatanisme (2), comment vous qui dites avoir eu recours, dans la presse politique, à des articles de complaisance *faits à votre louange* (3), comment avez-vous espéré donner à supposer que je vous ai suivi dans ce chemin de boue et de fondrières? comment avez-vous pu espérer que l'on vous croirait, lorsque vous accusez celui que, dans votre logique boiteuse, vous appelez un *inconnu*, d'avoir recouru aux moyens par lesquels vous, *si connu*, avez établi votre réputation de mauvais aloi?

---

(1) Tenez, monsieur et honoré confrère, voilà ce qui a été écrit et publié par votre respectable président : « Je ne me suis jamais soustrait, pour ma « part, au libre jugement des journaux de médecine; mais quant aux journaux « quotidiens (puisqu'il faut parler net), je conviens que j'ai parfois *permis** à « des amis d'y *glisser* quelques mots d'éloge. Pourtant, j'avouerai que, dans les « premiers temps, j'éprouvai beaucoup de répugnance pour cette manière de « se faire une réputation; je *poussais* même la *candeur*** jusqu'à me révolter « de cette idée. Mais bientôt, l'exemple de mes maîtres et la nécessité de com- « battre mes rivaux avec leurs propres armes m'ont démontré que mes scru- « pules n'étaient que sottise; le rôle de Don Quichotte de la dignité médicale*** « m'a semblé aussi ridicule qu'inutile, et j'ai trouvé plus sage d'imiter le chien « qui portait à son cou le dîner de son maître; j'ai dit : *Point de débats, mon « lopin me suffit, et là-dessus j'ai happé mon morceau.* » (Page liij de la préface de l'*Histoire de la lithotritie*, 1839, par M. Leroy d'Étiolles.) Il paraît que tout le scandale présent donné par le digne président a été fait pour *happer* encore un *morceau*.

(2) « ... Et ainsi ferais-je (ce qui est écrit dans la note précédente) tant que « la considération et la fortune prendront leur source autre part que dans l'opi- « nion de ceux qui sont capables de nous connaître et de nous juger. » (*Ibid.*) On voit que M. le président est sûr de ce qu'il dit; il parle clair et net, et est en plein dans la voie de la régénération.

(3) « ... Nous a mis dans l'obligation de faire insérer de temps en temps par « nos amis, dans les journaux politiques, des articles à notre louange... » (*De la Lithotritie*, par M. Leroy d'Étiolles, page 295.)

* Voilà que M. Leroy dit qu'il a *permis* à des amis de *glisser* (naïf, toujours naïf; comme *glisser* est joli) quelques mots d'éloge dans les journaux politiques, et dans son *Histoire de la lithotritie* il dit qu'il a été mis dans l'obligation *de faire insérer* de temps en temps, dans les journaux politiques, des articles à sa louange, etc. etc. Or, maintenant, qui faut-il croire de M. Leroy qui *a permis* d'insérer, ou de M. Leroy qui *a fait* insérer?... Voilà du doute. Je voudrais pourtant bien savoir quel est celui qui est dans la vérité. Est-ce M. Leroy ou M. Leroy? Je penche pour celui qui *a fait* insérer.

** Ce bon M. Leroy! il *poussait* très-loin la *candeur*; cela a dû bien le fatiguer. Il a poussé cette dite *candeur* si loin qu'elle n'est plus revenue.

*** Ce qu'il y a de curieux, c'est que, comme on l'a vu, M. Leroy tient beaucoup à sa *dignité médicale*... dans les journaux politiques.

Comptez-vous, monsieur, trouver des gens assez crédules pour admettre l'assurance que, dans tout ceci, vous n'avez eu ni mauvaise pensée, ni mauvais vouloir? Croyez-vous que l'on ne verra pas, dans votre subit amour pour un instrument dont vous n'aviez pas parlé à l'Académie des sciences pendant treize années, la preuve que l'honneur de l'avoir inventé n'était pour rien dans vos plans, et que votre seul but était de vous mettre sur mon passage et de me faire obstacle? Croyez-vous qu'on ne remarquera pas que c'est quand je me présente moi-même à l'Académie, après treize années, que vous vous y présentez vous-même après treize années, jour pour jour? Croyez-vous, enfin, que j'avais si grand tort quand je disais qu'un chirurgien s'était *trouvé éveillé par mon retour, et juste au moment de mon retour?*

Cessez donc de couvrir vos intentions mauvaises d'un voile si transparent, et puisqu'il y a scandale par votre faute, assumez-en la responsabilité; puisque vous vous êtes engagé dans une fausse voie, voie qui vous a amené à la nécessité de tromper l'Académie des sciences, en lui présentant comme existants des procédés (1) et des ré-

(1) Voici ce que je dis, dans mon nouvel ouvrage intitulé *De la Lithotripsie sans fragments,* du prétendu procédé (*canard*, suivant la langue de ces messieurs) que M. Leroy a présenté à l'Académie des sciences, et au moyen duquel *une pierre solitaire volumineuse* est *réduite en poudre en quelques minutes :*

« Depuis treize années que j'ai imaginé d'appliquer la percussion au morcellement des pierres vésicales, et que j'ai inventé le *perculeur courbe à marteau*, je ne me suis pas borné aux études comparatives entre le brisement simple par le *percuteur à dents* et le brisement avec extraction par le *percuteur à cuillers.* Bien que ce dernier système m'ait donné de beaux résultats, je n'ai pas cru cependant que c'était le dernier mot de la science. Il m'a paru toujours à désirer que la possibilité de pulvériser *immédiatement* et *complétement* les pierres soit démontrée, et cela avec des moyens mécaniques simples, solides, prompts, inoffensifs, et pouvant fonctionner dans un très-petit espace*. C'est à ce résultat que je suis parvenu. Je n'ai pas encore fait la communication de ce procédé à l'Académie des sciences, pour ne pas mettre de confusion dans ce que j'avais à lui présenter, et aussi parce qu'il m'a paru juste que chaque travail reçût sa récompense académique, si cette récompense était

* On cherche depuis longtemps ce moyen d'arriver à la *pulvérisation immédiate* et *complète,* mais sans succès. D'abord aucun instrument, jusqu'au dernier travail dont je parle, n'a mené à ce résultat, mais encore tous ceux qui ont été assez bien disposés pour pulvériser de petites pierres factices et faites pour le jeu de l'instrument demandaient tant d'espace pour se développer et fonctionner qu'ils étaient inapplicables, et puis ces instruments sont tous fragiles.

sultats qui n'existent pas, restez sous le poids de l'enquête de vos confrères, qui, pris pour juges par vous-même, ont maintenant, dans

---

méritée. Du reste, je ne me suis pas conduit, relativement à ce procédé de *pulvérisation immédiate*, comme je l'ai fait à l'égard des autres procédés. J'ai tenu mes moyens absolument secrets pour éviter ce qui m'est déjà arrivé, c'est-à-dire que l'on se présentât à ma place à l'Académie pour recueillir les honneurs de mon travail. Le *percuteur courbe à marteau* (*percuteur à dents*) a eu son faux prétendant en 1833, et le *percuteur à cuillers* le sien en 1846; et je puis assurer que la pénible nécessité d'avoir à retirer son bien des mains de ces messieurs, et surtout d'avoir à rallier à soi l'opinion générale par de pénibles polémiques, est chose qui dégoûterait de vouloir être utile, si l'on n'était poussé par ce feu sacré qui porte toujours et *quand même* vers l'accomplissement d'une œuvre commencée.

« D'ailleurs, il est une circonstance qui tient en échec la publication de ce que j'ai à dire relativement à mon procédé de *pulvérisation immédiate et complète*. Il vient d'être présenté à l'Académie des sciences, pour me faire une concurrence devant laquelle j'ai cru devoir me retirer *, un prétendu procédé pour arriver au même but. Ce procédé, que l'auteur a pris le soin lui-même de décrire dans les *Comptes rendus de l'Académie*, du 27 avril 1846, est ainsi défini : « Dans ce nouveau système de lithotritie, la pierre est réduite en poudre « en quelques minutes, au moyen d'instruments qui, par un mouvement d'oscil- « lation latérale, promènent sur tous les points de son diamètre soit des râpes, « soit des lames tournantes qui la grugent. Ces pulvérisateurs oscillants con- « viennent surtout aux pierres solitaires volumineuses. »

« Il est évident, pour quiconque a réfléchi sur les propriétés d'un instrument propre à pulvériser les pierres vésicales, que cet énoncé est contre tout principe et contre toute raison ; car des râpes et des lames tournantes, qui grugent une pierre en étant promenées sur tous les points de son diamètre, sont singulièrement bien placées pour faire participer la vessie à l'effet de leur action grugeante, coupante et râpante. On comprend que cet effet doit être d'autant plus destructif pour l'organe que la pierre, comme le dit l'auteur, est une pierre *solitaire volumineuse*, car, plus la pierre est grosse, plus cet appareil fantastique (et ridicule pour l'époque où nous sommes) de *râpes*, de *lames tournantes*, de *pulvérisateurs oscillants* et de *grugeurs*, qui ont un mouvement d'*oscillation latérale*, est en contact rapproché avec les parois de la vessie. Ainsi, scientifiquement, cela ne mériterait aucune attention, lors même que l'auteur serait parvenu à exécuter mécaniquement et en dehors de l'organe la réduction en poudre, et en *quelques minutes*, d'une pierre volumineuse. Mais comme j'ai vu cet appareil de râpes et de lames oscillantes et tournantes, et que mes connaissances en fait de travaux relatifs à la lithotripsie me permettent d'exprimer une opinion à cet égard, je suis fondé à dire que jamais

* Un travail utile et qui doit augmenter la réputation de son auteur est-il présenté à l'Académie des sciences, il y a un moyen de l'étouffer en faisant une lecture avec un titre semblable et en affichant ce titre avec fracas. Si l'auteur réclame, c'est un motif de polémique qui est exploité avec bonheur par la sangsue scientifique. C'est devant ces inconvénients, qui résultent de la publicité sans contrôle donnée aux lectures académiques, que je me suis retiré.

l'intérêt de l'honneur de leur société, le droit de vous demander la *démonstration* positive de ce que vous avez avancé. N'allez pas leur parler de faits, ils ne vous croiront pas, car les faits s'inventent; ils savent d'ailleurs que l'un de nos philosophes a dit qu'*une démonstration le frappait plus que cinquante faits* (1) : c'est donc une *démonstration* qui vous sera demandée, car, dans votre inconcevable imprudence, vous avez mis dans la main d'autrui une balance qui peut physiquement montrer ce que pèsent votre probité médicale et votre véracité.

Quand, pour faire passer vos insinuations, vos accusations, vos calomnies, vous m'adressez des louanges que je dédaigne, c'est une perfidie de plus. Cessez donc de vous montrer sous cet aspect; vous n'avez pas besoin d'ajouter de mauvaises impressions à l'opinion que l'on doit avoir maintenant de vous.

Mais je m'aperçois qu'entraîné par le sentiment pénible qui me domine, j'ai cessé, monsieur et honoré confrère, de m'adresser à vous; pardonnez-le moi, et écoutez encore quelques mots, car j'ai hâte de finir un plaidoyer qu'a rendu nécessaire une attaque sans motifs comme sans retenue.

Vous devez apprécier différemment cet écrit, si vous êtes seulement un confrère, c'est-à-dire docteur en médecine, ou si vous joignez à cette qualité celle de membre de la Société médicale du 1er arrondissement. Comme confrère, j'ai à vous soumettre quelques réflexions que je vous prie d'accueillir avec bonté et indulgence. Il n'est pas un de vous, peut-être, qui ne dira avec componction, en prenant connaissance de cet écrit, qu'il est bien fâcheux qu'à propos de science de tels débats s'élèvent; que ces débats sont d'autant plus déplorables qu'ils placent notre profession dans un jour défavo-

---

l'auteur de cette audacieuse communication n'a exécuté, n'a été capable d'exécuter, et n'exécutera le programme * qu'il a présenté à l'Académie, et qui est inséré dans les *Comptes rendus* du 27 avril 1846. Cette présentation a donc été faite dans un autre intérêt que celui de la science

(1) Une démonstration me frappe plus que cinquante faits; grâce à l'extrême confiance que j'ai en ma raison, ma foi n'est point à la merci du premier saltimbanque. (Diderot, *Pensées philosophiques.*)

* Plusieurs lames et râpes qui doivent *détruire* étant rassemblées dans le même instrument avec les branches qui doivent *prendre*, cette multiplicité de pièces les rend minces, fragiles et sans force. De là une action illusoire, si effectivement l'instrument fonctionnait, comme l'assure l'auteur; mais cela n'est pas.

rable sous les yeux du public. Permettez-moi de vous dire, monsieur et honoré confrère, qu'il ne faut pas appeler un débat un conflit dans lequel se trouve un homme qui résiste à une agression manifeste, un homme qui oppose une légitime défense aux téméraires tentatives d'un pirate reconnu et rendu audacieux par l'impunité. Si vous remontez à l'origine du scandale, vous verrez que la faute n'en est pas à celui qui se plaint ; je dirai plus, vous verrez que cette faute n'en est pas même à celui que je désigne comme un coupable. Si à celui-là on avait montré le dédain et le mépris qu'il méritait, il n'aurait pas pris l'habitude, pour se faire connaître, de l'emploi des moyens que condamne notre délicatesse; il ne se serait pas, comme vous le voyez, jeté à corps perdu dans le dédale de ces moyens extra-scientifiques. Mais comment voulez-vous qu'un homme qui, depuis vingt années, a cherché dans les annonces des journaux un moyen de succès; qui a érigé en principe de rallier à soi les travaux de ses confrères dans l'intention soit de se les approprier, soit de soulever des polémiques qui font retentir son nom ; comment voulez-vous que celui-là qui, depuis vingt ans, fait servir le premier corps savant de l'Europe à une affiche incessante ; comment voulez-vous que celui-là qui, dans ses écrits, s'est proclamé capable de faire des choses que l'industriel le moins délicat rougirait d'avouer; comment voulez-vous enfin qu'un homme qui s'est accoutumé à soutenir ces actions mauvaises par des libelles mensongers et injurieux n'arrive pas à la dernière conséquence de tous ces actes, c'est-à-dire à compromettre sa vie, la vie et la tranquillité des autres?

C'est donc à ceux qui, par une indifférence bien regrettable, ont laissé croître cette peste de notre profession, qu'il faut adresser le reproche du scandale qui maintenant apparaît plus grand, par cela même qu'un esprit d'audace et de rapine trouve de la résistance.

C'est donc un grand bienfait pour la profession médicale que la tendance vers une solidarité mutuelle qui se montre maintenant. En même temps que cette tendance indique que les sentiments de notre dignité ne faisaient que sommeiller, elle prouve que cette dignité révoltée sent le besoin de redresser certains hommes et certains actes. Il y a tout lieu de supposer que l'écrit dont je m'occupe maintenant pourra devenir le point de départ de notre régénération, et prouvera que les plaintes qui s'élèvent, que les désirs qui s'expriment relativement à un état meilleur, sont sincères.

Si, monsieur et honoré confrère, vous êtes membre de la Société médicale du 1er arrondissement, j'ai à ajouter à ce que je viens de dire et une explication et une excuse.

Quoique dans une société comme la vôtre, organisée dans le but de rendre à la profession médicale une dignité dont elle a si grand besoin, organisée dans le but d'élaguer toute personne qui dans le monde nuit à cette dignité; quoique, dis-je, dans cette société j'eusse pu trouver de l'assistance pour résister aux injustes atteintes de l'un de ses membres, je n'eusse cependant pas pensé à vous adresser mes plaintes. Il a fallu que, par un inconcevable oubli des convenances envers vous et envers moi, M. Leroy vous ait adressé le libelle que vous connaissez. C'est donc contraint que j'ai pris la liberté de vous adresser ma réponse; il a bien fallu que je me défendisse là où j'ai été attaqué et calomnié. Si j'ai suivi M. Leroy pied à pied dans la presse médicale et dans la presse politique, il a fallu que je le suivisse dans la voie du pamphlet, il a fallu que j'allasse éteindre l'incendie là où il était allumé. Je regrette que celui écrit par M. Leroy n'ait pas été déjà de votre part le sujet d'un blâme, car il n'y a personne d'entre vous qui n'ait reconnu dans cet écrit tous les caractères d'un libelle: or, un libelle ne doit pas provenir d'un membre d'une société établie dans un but de régénération. Il a donc fallu, monsieur et honoré confrère, que vous fussiez préoccupé pour ne pas vous sentir choqué d'avoir pour président un libelliste; mais enfin, puisque la force des choses a voulu que je fusse appelé à provoquer votre attention sur ce qui se passait, j'ai rempli ce devoir aussi bien que je l'ai pu.

Vous concevez, monsieur et honoré confrère, que M. Leroy, en tant qu'il n'est que M. Leroy, n'a pas une consistance suffisante pour que je me préoccupe beaucoup de ses attaques et même de ses injures; mais, lorsque des hommes honorables et distingués, comme vous l'êtes, lui donnent cette consistance qui lui manque, le conservent dans une position de laquelle il aurait déjà dû descendre et à laquelle il n'aurait jamais dû monter, vous concevez que les paroles de M. Leroy prennent une gravité qui vient de vous. C'est, monsieur et honoré confrère, un des grands motifs pour lesquels j'ai profité de l'occasion et de l'avantage que M. Leroy m'avait donnés pour le traduire à votre barre.

J'ignore si la démarche que je fais sera accueillie favorablement ou par une fin de non-recevoir; je ne me préoccupe pas de cette éventualité, je fais ce que je crois être mon devoir : voilà tout. Placé par M. Leroy dans la situation grave de jouer ma vie contre celle d'un homme que je voudrais estimer au moins pour cette circonstance (1), il faut que j'épuise tous les moyens qui prouveront que j'ai tout fait pour éviter ce ridicule scandale. Je suis médiocrement flatté, monsieur, d'avoir, à mon âge, à faire les prouesses d'un spadassin devant un homme sans dignité; mais enfin nos mœurs veulent encore que cela soit : il faut bien que, malgré mon dégoût et ma répugnance, je souscrive à cette obligation. Quoique M. Leroy se montre bien formidable, je crains cependant plus que lui deux choses très-particulièrement : les lois et le ridicule. Dans cette affaire, j'ai cherché autant que possible à éviter l'un et l'autre. Pour me soustraire vis-à-vis de la loi aux conséquences d'une rencontre, j'ai laissé accumuler les attaques, les personnalités, les calomnies, les insultes; j'en ai rassemblé les preuves dans cet écrit qui restera après moi, et enfin, à défaut des tribunaux, qui sont silencieux dans le cas où je me trouve, j'en ai appelé, avant d'en venir à la dernière extrémité, à l'opinion des juges naturels de celui dont je me plains.

Quant au ridicule, si au moins je ne puis l'éviter entièrement, j'ai l'espérance de l'atténuer en donnant à M. Leroy des proportions qu'il n'a pas. Lorsque, étant éclairés, vous aurez trouvé que, malgré les preuves que je vous donne, M. Leroy peut encore être votre président, alors j'aurai affaire à un homme dont vous aurez *approuvé hautement* les actes et la conduite, avec lequel vous serez rendus solidaires, et conséquemment avec lequel il me sera moins pénible de faire le paladin : alors ce rôle qui me sera imposé, s'il a quelque chose qui prête à la critique, n'aura plus du moins que moi seul pour en répondre.

---

(1) Il ne manquait plus à M. d'Étiolles que de faire son métier de corsaire *à main armée.* L'existence d'un tel homme dans la science n'est-elle pas un fléau contre lequel il serait nécessaire que l'opinion se prononçât? Si d'avoir fait des travaux utiles amène la chance de rencontrer ces ridicules matamores sur son chemin, je ne vois pas que cela engage à les publier. La peine de faire et de perfectionner des découvertes est cependant assez grande pour qu'il ne s'y joigne pas le tourment d'avoir à les défendre contre des plagiaires audacieux, et l'ennui d'avoir à répondre à leurs sottes fanfaronnades. Quand on pense qu'après vingt-deux années de travaux dont les succès sont incontestables, je ne trouve dans mon pays, pour ma récompense, que la provocation d'un enragé, cela est bien dur.

RÉSUMÉ.

Moi, baron Heurteloup, docteur de la Faculté de médecine de Paris, calomnié dans un libelle adressé à la Société médicale du 1er arrondissement par M. le docteur Leroy, dit d'Étiolles, docteur de la même Faculté, représente respectueusement à cette société établie *dans un but de régénération* que M. Leroy, membre et pour le moment président de cette société, a manqué à la dignité qu'il se devait et qu'il devait à ses confrères, en publiant un libelle plein de faits controuvés, d'insinuations méchantes et de représentations fausses, et donne pour preuves de ce manque de dignité les faits suivants :

1° M. Leroy a manqué de dignité en écrivant un pamphlet qui a tous les caractères du libelle. (Page 1.)

2° M. Leroy a manqué de dignité en distribuant et répandant ce libelle comme on répand et distribue les libelles, sans en prévenir l'intéressé. (Page 1.)

3° M. Leroy a manqué de dignité en mésusant de la confiance qui avait été mise en lui, et en cherchant à s'emparer d'un procédé chirurgical *de l'avenir duquel il s'était chargé.* (Page 9.)

4° M. Leroy a manqué de dignité en ayant recours, pour réussir dans sa tentative, à une publicité scandaleuse. (De la page 12 à la page 46.)

5° M. Leroy a manqué de dignité en avouant et même en publiant *qu'il a fait insérer de temps en temps, par ses amis, des articles à sa louange dans les journaux politiques* (*De la Lithotripsie*, p. 295). (Page 33.)

6° M. Leroy a manqué de dignité en faisant naître cette publicité scandaleuse dans les journaux politiques, et, pour circonstance aggravante, en rejetant sur autrui l'agression première qui venait de lui. (De la page 31 à la page 45.)

7° M. Leroy a manqué de dignité en continuant cette publicité scandaleuse dans un libelle qui, adressé à la Société médicale du

1er arrondissement, a compromis cette société. (De la page 46 à la page 79.)

8° M. Leroy a manqué de dignité en *altérant sciemment la vérité*, dans le but de faire croire faussement qu'il était entré dans la discussion contre moi par un motif légitime, c'est-à-dire parce qu'il *était seul inscrit avant moi*. (Page 18.)

9° M. Leroy a manqué de dignité en publiant qu'il n'avait pas l'intention d'entretenir l'Académie du procédé objet de la discussion, quoiqu'il fût dans son intention de le faire. (Page 15.)

10° M. Leroy a manqué de dignité en entretenant l'Académie du procédé objet de la discussion, après avoir assuré *par écrit* qu'il n'était pas dans son intention de le faire. (Page 24.)

11° M. Leroy a manqué de dignité en entretenant, pour s'en faire un prétexte d'affiche, l'Académie des sciences d'un procédé *postiche* de pulvérisation de *pierres solitaires volumineuses*. (Pages 24 et 75.)

12° M. Leroy a manqué de dignité en donnant sciemment, pour s'en faire un prétexte d'affiche, au procédé de l'extraction par les instruments à cuillers, des résultats que ce procédé n'a pas. (Pages 24 et 29.)

13° M. Leroy a manqué de dignité en affichant dans les journaux politiques *l'existence* d'un procédé qui *n'existe pas*. (Page 29.)

14° M. Leroy a manqué de dignité en faisant des affiches pompeuses et en accusant de ce fait une personne qui n'était pas coupable de cette infraction aux règles. (Pages 29 et 72.)

15° M. Leroy a manqué de dignité en affichant dans les journaux politiques ce qu'il appelle ses titres scientifiques. (Page 42.)

16° M. Leroy a manqué de dignité en publiant dans les journaux politiques qu'il est l'inventeur d'une méthode (la lithotripsie) avec laquelle il n'a de commun que des idées fugitives qu'il n'a pas su appliquer. (Page 25.)

17° M. Leroy a manqué de dignité en se livrant, dans les journaux politiques, à un système d'affiches combiné et suivi avec persévérance. (Voir les journaux politiques depuis vingt ans.)

18° M. Leroy a manqué de dignité en faisant naître cette publicité scandaleuse dans les journaux médicaux, et, comme circonstance aggravante, en rejetant sur autrui l'agression première qui venait de lui. (De la page 12 à la page 19.)

19° M. Leroy a manqué de dignité en publiant qu'il persisterait dans les voies de l'affiche et du charlatanisme tant *que la considération et la fortune prendront leur source autre part que dans l'opinion de ceux qui sont capables de nous juger* (p. liij de la préface de l'*Histoire de la lithotritie*, 1839). (Page 73.)

20° M. Leroy a manqué de dignité en écrivant, dans l'intention de tromper ses confrères, *que la dénomination de percuteur, donnée à l'instrument courbe, est devenue un non-sens* (libelle, page 16), et en prouvant lui-même qu'il dit une chose qu'il ne pense pas, puisqu'il prétend avoir *fait avancer la science* en *percutant* mon *percuteur à cuillers* avec un ressort, à l'exemple du chirurgien anglais Ashton Key. (Page 60.)

21° M. Leroy a manqué de dignité en assurant faussement avoir fait, quatre années avant l'apparition du percuteur courbe, *dont il avait accepté qu'on lui confiât l'avenir,* un instrument analogue, et avoir appliqué publiquement cet instrument sur un cadavre. (Pages 64 et 65.)

22° M. Leroy a manqué de dignité et a manqué à ses confrères du 1er arrondissement en leur faisant le conte ridicule d'un prétendu sacrifice de ses droits à une *prétendue invention* qu'il n'a pas faite. (Page 65.)

23° M. Leroy a manqué de dignité et a manqué à ses confrères du 1er arrondissement en leur faisant un conte ridicule, par lequel il tente de leur faire croire qu'il a *manqué* d'inventer le *système de la percussion.* (Page 64.)

24° M. Leroy a manqué de dignité en publiant, dans un esprit de dénigrement contre l'inventeur du *système de la percussion,* que des instruments courbes avaient existé avant l'apparition du percuteur, et en omettant de dire que ces instruments avaient été précisément publiés par l'auteur sur lequel M. Leroy voulait traîtreusement appeler une espèce de blâme. (Page 63.)

25° M. Leroy a manqué de dignité en appelant sur un compatriote la haine de ses concitoyens par une indigne et fausse supposition, et en risquant de faire paraître en justice le président d'une société médicale de Paris, pour s'entendre condamner comme calomniateur. (Page 38.)

26° M. Leroy a manqué de dignité en indiquant d'une manière formelle que le but de ses démarches répréhensibles était le lucre plutôt que l'honneur de se faire passer pour l'inventeur de procédés utiles. (Pages 71 et 73.)

27° M. Leroy a manqué de dignité en affichant une ingratitude flagrante devant les preuves imprimées et évidentes des services qui lui ont été rendus. (Page 56.)

28° M. Leroy a manqué de dignité en voulant faire passer les mauvais procédés dont il s'est rendu coupable comme un titre à la reconnaissance de celui qui était victime de ces mauvais procédés. (Page 63.)

29° M. Leroy a manqué de dignité en répondant, à un médecin qui lui était envoyé dans l'intention d'éclaircir ce qu'on voulait bien supposer être un malentendu, que *chacun faisait ses petites affaires comme il l'entendait*, et en ne donnant pas les explications au devant desquelles un homme droit se serait empressé de venir. (Page 8.)

30° M. Leroy a manqué de dignité en faisant insérer dans les journaux politiques des articles (réclames) dans lesquels il donne à faire croire que l'Académie des sciences a à se prononcer entre l'auteur véritable d'un travail et lui (Leroy), qui est étranger à ce travail. (Page 31.)

31° M. Leroy a manqué de dignité en faisant entendre que la lecture d'un mémoire lu par un auteur devant l'Académie des sciences avait été interrompue parce qu'une partie de ce mémoire contenait une critique acerbe d'un procédé chirurgical appartenant à M. Leroy, et en rassemblant quatre contre-vérités dans trois lignes : *L'impression désagréable* (faux) *produite sur l'Académie* (faux) *par cette partie du mémoire* (faux) *dont la lecture fut interrompue* (faux). (Page 21.)

32° M. Leroy a manqué de dignité en publiant que *c'était au printemps surtout, époque des opérations, que la Renommée embouchait sa trompette pour les hommes à spécialités*, et en ajoutant *qu'au moment où les malades allaient faire un choix, il était bon d'attirer leur attention en leur vantant l'excellence de sa méthode et l'adresse de sa main* (*De la Lithotripsie*, p. 295). (Page 33.)

33° M. Leroy a manqué de dignité pour n'avoir pu écrire, dans un libelle de vingt et une pages, trois lignes qui, prises au hasard, ne présentent une ou plusieurs contre-vérités. (Voyez le libelle et essayez.)

34° M. Leroy a manqué de dignité pour avoir *affirmé* qu'il ne lui est jamais arrivé de laisser des instruments de lithotripsie brisés dans la vessie des malades, quand il est de notoriété que, seulement dans le peu d'opérations publiques qu'il a faites, ce malheur lui est arrivé au moins trois fois, ce qui laisse supposer que, dans les opérations privées, cela lui est arrivé plus souvent. (Page 39.)

35° M. Leroy a manqué de dignité en osant dire à ses confrères de la Société médicale du 1er arrondissement qu'ils *verront qu'il s'est trouvé forcément entraîné dans la discussion* qui fait le sujet de cet écrit, *qu'il a soutenu cette discussion loyalement*, et que conséquemment il *n'a pas démérité du titre de président dont cette société l'a honoré*. (Libelle, page 8.)

36° M. Leroy a manqué de dignité en adressant une grossièreté à un docteur de la Faculté de médecine de Paris, à l'occasion d'un fait faux que M. Leroy *imagine* pour avoir l'occasion de prononcer cette grossièreté, qui se trouve à la page 6 du libelle; elle est ainsi conçue : « Et vous ne voulez pas que je réprime l'*effronterie* de mon accusateur. » M. Leroy n'ayant pas été accusé, on n'a pu mettre d'*effronterie* à l'accuser. Cette insulte est donc gratuite. (Libelle, page 6.)

37° M. Leroy a manqué de dignité en répétant à trois reprises différentes, dans la presse médicale, dans la presse politique, et dans un libelle, les mêmes personnalités, les mêmes insinuations, les mêmes calomnies, les mêmes grossièretés, quoique celui auquel il s'adressait ait eu la générosité de se borner à la défense sans riposter. (Lisez les deux premiers épisodes.)

38° M. Leroy a manqué de dignité en disant *que ses scrupules* pour faire le charlatanisme *n'étaient que sottise; que le rôle de Don Quichotte de la dignité médicale lui semblait aussi ridicule qu'inutile*, et qu'il a *trouvé plus sage d'imiter le chien qui portait à son cou le dîner de son maître*, etc. etc. (page liij de la préface de l'*Histoire de la lithotritie,* 1839, par M. Leroy d'Étiolles). (Page 73.)

39° M. Leroy a manqué de dignité en *forgeant des phrases* pour avoir l'occasion d'adresser à un docteur de la Faculté de médecine de Paris une injure sous forme de *démenti,* lequel démenti, s'adressant aux phrases forgées par M. Leroy, et non à une assertion fausse provenant dudit docteur, laisse à nu l'intention de M. Leroy de lui adresser dans un journal politique une grossièreté gratuite. (Page 44.)

40° M. Leroy a manqué de dignité en adressant, dans un libelle, à un docteur de la Faculté de médecine, le même *démenti sans corps de démenti,* avec les circonstances aggravantes d'explications contraires à la vérité et d'expressions telles, que la passion mise à faire cette insulte est évidente, comme il est évident que l'insulte elle-même est préméditée, et avec la circonstance plus aggravante encore que cette addition faite par M. Leroy à son outrage premier ne peut avoir de prétexte.

41° M. Leroy a manqué de dignité en ne laissant aucun moyen à celui qu'il a outragé que de provoquer, de la part de ses pairs, une déchéance qui remédie à l'outrage, ou à risquer de donner un scandale ridicule, nuisible à notre considération (1).

---

(1) Je mets à la fin de cette brochure le passage tout aimable dont je suis gratifié dans le libelle de M. le président :

« Cet exposé simple et exact (*faux*) des faits ne fut pas accepté par M. Heur- « teloup, qui refusa de me donner satisfaction (*faux*) ; le seul parti que j'eusse « à prendre était de lui jeter publiquement à la face un démenti (*très-gracieux*).

« Je supposais que M. le baron, en me plaçant dans cette dure nécessité (*faux*), « avait calculé les conséquences de sa conduite, et qu'il était décidé à les braver, « mais je me trompais (*pas possible*). Il paraît que son long séjour à l'étranger « lui a fait perdre l'intelligence de certains mots français (*pas du tout*) ; car, au « lieu de la réponse que je m'attendais (*faux*) à recevoir, j'ai pu lire dans *l'É- « poque* du lendemain un commentaire (*faux*) à mon démenti (*que M. Leroy « se donne à lui-même*), et la répétition de la phrase (*de la phrase de M. Leroy*) « sur laquelle il base ses insinuations (*faux*) calomnieuses (*faux*).

« Ce dernier factum (*faux*) n'était que méprisable (*faux ; on ne méprise pas « ses paroles*), et je l'ai dédaigné (*faux ; on ne dédaigne pas ses paroles*). Que « dire à qui ne sait ni réparer, ni soutenir une injure (*faux ; une injure qui « n'existe pas ne peut ni être réparée, ni être soutenue*) ?

« Tel est, mes chers collègues, le narré fidèle (*faux*) d'une discussion dé- « plorable (*pour M. Leroy*). Vous y verrez (*non*) clairement, j'espère, que « VOTRE PRÉSIDENT s'y est trouvé forcément (*faux*) entraîné (*faux*) par

42° M. Leroy a manqué de dignité en faisant servir le titre de président, qui lui a été conféré *par courtoisie*, à son système d'affiche et en l'exploitant, car *aucune raison n'a pu l'engager* à s'adresser à la Société médicale du 1er arrondissement, si ce n'ets de *proclamer* qu'il est son président, et par ce faire d'arriver au but, important pour lui, de donner à croire qu'il est cependant considéré, quoique déjà la Société médicale d'émulation ait refusé de l'accepter pour membre, et que des académies auxquelles il s'est présenté n'aient pas jugé convenable de l'admettre.

Maintenant que la Société médicale du 1er arrondissement, *instituée dans un but de régénération*, est éclairée à l'égard de M. le docteur Leroy d'Étiolles, jugera-t-elle convenable de le conserver comme président, et conséquemment de se mettre en contradiction flagrante avec son institution? jugera-t-elle convenable d'assumer sur elle la responsabilité des conséquences d'un déni de justice? C'est une décision dont elle est absolument la maîtresse, et à l'égard de laquelle je ne saurais vouloir l'influencer autrement qu'en mettant

---

« une agression (*faux*) qualifiée de brutale (*à faux*) dans deux journaux de « médecine (*écrits par M. Leroy*); que cette discussion, il l'a soutenue loyale« ment (*faux, faux*), et qu'il n'a pas démenti (*faux, faux*) le titre dont vous « l'avez honoré (*honneur bien placé*). »

Vous voyez, monsieur et honoré confrère, que le style de M. Leroy est plus vif que spirituel, que sa narration est plus pittoresque que vraie, et que si son langage est de haut goût, il est également très-foncé en couleur. Vous ne pouvez donc être étonné que je me sois vu obligé en conscience de réagir. Qu'ai-je donc pu faire de mieux, dans cette circonstance que l'on m'a rendue si critique, si ce n'est de prendre le parti que j'ai suivi? Avoir recours aux moyens énergiques dont on use en pareil cas eût été trop cavalier, et je n'eusse pas prouvé en les employant qu'un président rempli d'honneur pouvait cependant s'être oublié. Aller me fourvoyer sur le terrain avec un adversaire déplaisant et douteux, sans prendre la précaution de donner des explications préliminaires, eût pu être une imprudence et une duperie; et puis j'eusse sans doute donné à M. Leroy l'occasion de se percher à la manière d'un coq victorieux, et de nous étourdir, pour ne pas rompre avec ses habitudes, des chants d'une victoire supposée. J'ai donc comprimé les battements joyeux de son aile imprudente, en le rappelant à l'ordre sans toutefois descendre à son diapason. En effet, j'ai mieux aimé prouver au président-afficheur son antipathie pour la sainte vérité, que de lui adresser des mots malsonnants qui ne prouvent rien. En somme, j'aime mieux avoir fait ces désagréables choses lentement et régulièrement. Tout vient à point à qui sait attendre. J'attends.

sous ses yeux les faits que contient cette brochure. C'est à cette société, *à laquelle est directement adressé le libelle incriminé* (1), à considérer si, en déclinant sa juridiction dans une cause qui est devenue forcément la sienne, elle ne désertera pas *ses convictions*, ses devoirs, sa considération et son honneur.

P. S. Permettez-moi d'ajouter une courte argumentation qui m'est échappée et qui sera un surcroît de preuves que M. Leroy n'a pas, comme il ne craint pas de *l'affirmer*, inventé en 1828 les instruments courbes dont il avait accepté *que je lui confiasse l'avenir en* 1833.

Il dit, en parlant du lithomètre, qu'il dit avoir inventé en 1828, *qu'il regrette de s'être arrêté au moment de toucher le but* (libelle, page 13), et il dit, à un autre endroit (libelle, page 9), qu'il fit *publiquement en* 1828, *sur des cadavres, l'application d'un instrument brise-pierre établi sur le mécanisme du lithomètre.*

Or, si M. Leroy a fait, en 1828, l'application d'un instrument brise-pierre établi sur le mécanisme du lithomètre, il ne s'est donc pas *arrêté au moment de toucher* ce qu'il appelle *le but.*

Si, au contraire, il s'est *arrêté au moment de toucher le but*, il n'a pas pu appliquer, *publiquement sur des cadavres, un instrument brise-pierre établi sur le mécanisme du lithomètre.*

Vous voyez bien, monsieur et honoré confrère, que M. Leroy *se coupe*, et qu'il vous a fait des contes.

---

(1) Voici le titre du libelle : *Lettre* ADRESSÉE *à la Société médicale du 1er arrondissement de Paris par Leroy d'Étiolles, président actuel de cette société et membre de plusieurs sociétés savantes exotiques.* Ainsi, non-seulement le libelle est adressé à la Société médicale, mais il est adressé à cette société *par son président.* La société ne peut donc donner comme fin de non-recevoir que ledit libelle a été adressé à ses membres et non à elle.

PARIS. — IMPRIMERIE ET FONDERIE DE RIGNOUX,
rue Monsieur-le-Prince, 29 *bis*.

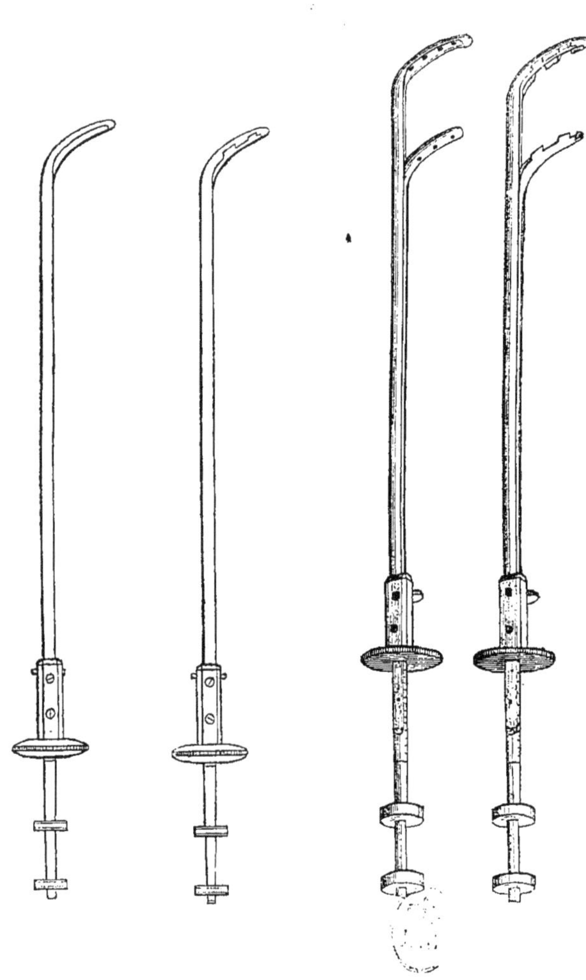

www.ingramcontent.com/pod-product-compliance
Ingram Content Group UK Ltd.
Pitfield, Milton Keynes, MK11 3LW, UK
UKHW020309220726
13923UKWH00003B/1037

9 782019 985868